Hubert M. Wiener

Niere und Elektrolyte

Diuretika
ACE-Hemmer
Vasopressin
Elektrolyte

Pharmacology fast

Springer-Verlag Wien GmbH

Univ.-Prof. DDr. Hubert M. Wiener
Institut für Pharmakologie,
Universität Wien, Österreich

Das Werk ist urheberrechtlich geschützt.
Die dadurch begründeten Rechte, insbesondere die der Übersetzung, des Nachdruckes, der Entnahme von Abbildungen, der Funksendung, der Wiedergabe auf photomechanischem oder ähnlichem Wege und der Speicherung in Datenverarbeitungsanlagen, bleiben, auch bei nur auszugsweiser Verwertung, vorbehalten.

© 1999 Springer-Verlag Wien
Ursprünglich erschienen bei Springer-Verlag Wien New York 1999

Die Wiedergabe von Gebrauchsnamen, Handelsnamen, Warenbezeichnungen usw. in diesem Buch berechtigt auch ohne besondere Kennzeichnung nicht zu der Annahme, daß solche Namen im Sinne der Warenzeichen- und Markenschutz-Gesetzgebung als frei zu betrachten wären und daher von jedermann benutzt werden dürfen.

Produkthaftung: Für Angaben über Dosierungsanweisungen und Applikationsformen kann vom Verlag keine Gewähr übernommen werden. Derartige Angaben müssen vom jeweiligen Anwender im Einzelfall anhand anderer Literaturstellen auf ihre Richtigkeit überprüft werden.

Satz: Herbert Hutz, A-1210 Wien

Gedruckt auf säurefreiem, chlorfrei gebleichtem Papier-TCF

SPIN: 10710241

Mit 24 farbigen Abbildungen

Die Deutsche Bibliothek – CIP-Einheitsaufnahme
Wiener, Hubert:
Niere und Elektrolyte : Diuretika, ACE-Hemmer, Vasopressin, Elektrolyte / Hubert Wiener. – Springer-Verlag Wien GmbH
(Pharmacology fast)
ISBN 978-3-211-83263-9   ISBN 978-3-7091-6368-9 (eBook)
DOI 10.1007/978-3-7091-6368-9

ISSN 1437-6873

Niere und Elektrolyte

Diuretika

Diuretika steigern den Harnfluß. Durch Eingriff in tubuläre Ionentransportvorgänge wird die renale Ausscheidung osmotisch wirkender Salze gefördert. Diuretika spielen eine zentrale Rolle in der Therapie von Ödemen und Hypertonie. Unerwünschte Wirkungen sind vor allem Kreislauf-, Elektrolyt- und Stoffwechselstörungen.

Renin-Angiotensin-Aldosteron

Angiotensin bewirkt einen Anstieg des Plasmavolumens und des Blutdrucks. Hemmstoffe des Angiotensin-Konversions-Enzyms vermindern die Angiotensinbildung und sind wichtige Arzneimittel zur Behandlung von Hypertonie und Herzinsuffizienz.

Vasopressin

Vasopressin stimuliert die Wasserrückresorption in der Niere, bewirkt aber auch Vasokonstriktion und fördert die Freisetzung gewisser Blutgerinnungsfaktoren. Derivate können bei Vasopressinmangel, Blutungen und bestimmten Blutgerinnungsstörungen klinisch eingesetzt werden.

Wasser-, Säure-Basen- und Elektrolytgleichgewicht

Verlust, Überschuß oder Umverteilung von Wasser, Protonen und Elektrolyten beeinflussen vor allem Herz und Kreislauf, muskuläre Erregbarkeit und ZNS-Funktionen. Die Störungen können durch Substitutionstherapie oder Maßnahmen behoben werden, die zu einer Umverteilung oder gesteigerten Ausscheidung von Wasser und Elektrolyten führen.

Titelbild: Das dargestellte Nephron bildet die funktionelle Grundeinheit der Niere. Jede menschliche Niere enthält mehr als eine Million Nephrone. Die Harnbildung in der Niere ist ein Vorgang aus Filtration des Blutplasmas in den Glomeruli und Einengung der filtrierten Flüssigkeitsmenge in den Tubuli und Sammelrohren. Diuretika steigern den Harnfluß, indem sie in tubuläre Ionentransportvorgänge eingreifen und die Ausscheidung osmotisch wirkender Salze fördern.

Hubert M. Wiener ist außerordentlicher Professor für Pharmakologie und Toxikologie an der Universität Wien. 1977 wurde er an der Universität Wien zum Dr. med univ. promoviert, 1991 habilitierte er sich mit Arbeiten über den Ionentransport an Zellmembranen, 1992 erwarb er den Ph. D. an der Universität Nijmegen, Niederlande. Mehrere Forschungsaufenthalte, insgesamt fünf Jahre, in den Niederlanden und in Dänemark. Forschungsschwerpunkt sind Ionenpumpen und Ionenkanäle – molekulare Eigenschaften, Regulation und Genexpression. Für seine Vorträge über Pharmakologie wurde er von der Medizinischen Fakultät der Universität Wien zum „Teacher of the Year 1997" ausgezeichnet.

Vorwort

Das vorliegende Buch ist eine kurze Zusammenfassung meiner Unterlagen zu einer Vortragsreihe über Pharmakologie für Studierende und Postgraduierte, die ich im letzten Jahr an der Medizinischen Fakultät der Universität Wien gehalten habe. Dies ist nur ein Teil des vollständigen Kursus und umfaßt hauptsächlich das Thema Niere und Elektrolyte. Die spezielle Aufgabe, die ich mir mit diesen Vorträgen gestellt habe, besteht darin, das Interesse der Studenten für das Fach Pharmakologie zu wecken und ihren Enthusiasmus für das Medizin- und Pharmaziestudium aufrechtzuerhalten.

Die Vorträge sind nicht als Übersicht gedacht, sondern sind sehr tiefgehend. Ich wollte sie an die Aktivsten und Neugierigsten des Jahrgangs richten. Dazu besprach ich vor allem komplexe Zusammenhänge und machte Andeutungen über aufregende Neuentwicklungen und moderne Ideen in verschiedenen Richtungen. Gleichzeitig wollte ich auch diejenigen ansprechen, die das Extrafeuerwerk nur beunruhigend finden und Pharmakologie bloß als Hintergrund zu ihrem Hauptinteresse auf anderen Gebieten studieren. Für diese Studenten wollte ich zumindest ein Kernstück oder Rückgrat des Stoffes erarbeiten und ein solides Fundament schaffen für ihre weitere Ausbildung.

Bei diesen Vorträgen trat jedoch eine ernsthafte Schwierigkeit auf: Viele Studenten waren verleitet, die Vorträge so vollständig wie möglich mitzuschreiben, da kein geeigneter Begleittext vorhanden war – sie konnten nicht *zuhören*, sie *hörten* bloß und dies führte dazu, daß nur tote Fakten im Gedächtnis behalten wurden und die Vorträge nicht, wie erhofft, zu einem lebendigen, produktiven Verstehen und zu neuen Einsichten führten. Dies ist in der Tat eine sehr ernsthafte Schwierigkeit, und ich habe daher begonnen meine Notizen und Anmerkungen zu einer Reihe von Begleittexten zusammenzufassen. Sie sollen zu einem schnellen und modernen Grundstudium der Pharmakologie beitragen – zum ***Vordenken*** anregen, ein ***Mitdenken*** bei Vorträgen erleichtern, und Lust zum kritischen ***Nachdenken*** wecken.

Wien, März 1999   Hubert M. Wiener

ANLEITUNG

Dieses Buch ermöglicht ein rasches und effizientes Grundstudium der behandelten Themen: *Textüberschrift* mit Kernaussage, **linke Textspalte** mit Hauptangriffslinie als Rückgrat des Stoffes, **rechte Textspalte** mit korrespondierenden Kurzerläuterungen und Anmerkungen – sie können dem jeweiligen Ausbildungsstand und der individuellen Interessenslage entsprechend in das Studium eingebaut werden.

Die Hochzahlen an den Textüberschriften beziehen sich auf die numerierten Literaturhinweise am Ende des Buches. Sie sind keine vollständige Bibliographie, sondern sollen zur Weiterverfolgung neuerer Literatur in spezifischen Themenbereichen anregen. Die Auswahl ist willkürlich. In der allgemeinen Literaturliste sind einige wichtige Handbücher aufgenommen, die den wissenschaftlich Interessierten den Zugang zu Originalliteratur erleichtern.

Den einzelnen Kapiteln ist ein Verzeichnis der Wirkstoffe mit in Österreich (A), der Bundesrepublik Deutschland (D) und der Schweiz (CH) registrierten Handelspräparaten angeschlossen. In das Verzeichnis wurden bevorzugt Einstoffpräparate aufgenommen – die exemplarische Auswahl stellt keine Wertung dar.

Inhalt

Diuretika 1

Die Harnbildung in der Niere ist ein Vorgang aus Filtration des Blutplasmas und Einengung der filtrierten Flüssigkeitsmenge — 1

Diuretika steigern den Harnfluß („Diurese") — 5

Ödeme und Hypertonie sind die häufigsten Indikationen für Diuretika — 12

Unerwünschte Wirkungen von Diuretika sind vor allem Kreislauf-, Elektrolyt- und Stoffwechselstörungen — 16

Nierenversagen durch Arzneimittel, Umwelt- und Gewerbegifte — 23

Verzeichnis der Handelspräparate — 29

Renin-Angiotensin-Aldosteron 2

Renin wird in der Niere freigesetzt, wenn das Plasmavolumen abnimmt und der Blutdruck sinkt — 31

Angiotensin II bewirkt einen Anstieg des Plasmavolumens und des Blutdrucks — 33

Aldosteron fördert die Resorption von Natrium und die Ausscheidung von Kalium und Protonen über die Niere — 34

Hyperaldosteronismus kann mit Aldosteron-Antagonisten behandelt werden — 36

ACE-Hemmer spielen eine zentrale Rolle bei der Therapie von Hypertonie und chronischer Herzinsuffizienz — 38

Verzeichnis der Handelspräparate — 43

Vasopressin 3

Vasopressin wird im Hypophysenhinterlappen freigesetzt, wenn die Osmolalität im Plasma steigt und das Plasmavolumen abnimmt — 45

Diabetes insipidus und andere Indikationen für Vasopressin-Rezeptor-Agonisten — 47

Verzeichnis der Handelspräparate — 49

Wasser-, Säure-Basen- und Elektrolytgleichgewicht 4

Volumenänderungen im Extrazellularraum sind primär auf Störungen der Wasser- und Natriumbilanz zurückzuführen — 51

Störungen des Säure-Basengleichgewichts können respiratorische und nichtrespiratorische Ursachen haben — 54

Störungen des Kaliumgleichgewichts können zu lebensbedrohlichen Herzrhythmusstörungen führen — 59

Störungen des Calcium- und Magnesiumgleichgewichts beeinflussen muskuläre Erregbarkeit und ZNS-Funktionen — 65

Verzeichnis der Handelspräparate — 72

Literaturverzeichnis — 75

Index — 77

DIURETIKA

Diuretika beeinflussen die Harnbildung und können zur Korrektur von Volumen und Zusammensetzung der Körperflüssigkeiten eingesetzt werden.

Die Harnbildung in der Niere ist ein Vorgang aus Filtration des Blutplasmas und Einengung der filtrierten Flüssigkeitsmenge[1]

Funktionelle Grundeinheit der Niere ist das Nephron

Tabelle 1-1 **Funktionen von Nephron und Sammelrohr**

Abschnitt	Teilfunktionen
Glomerulus	Ultrafiltration des Blutplasmas
Proximaler Tubulus	Resorption 70% des filtrierten NaCl 90% des filtrierten HCO_3^- Glucose, Aminosäuren K^+, Ca^{2+}, Mg^{2+}, Phosphat, Citrat, Harnstoff, Harnsäure Sekretion Organische Anionen und Kationen Ammonium-Ionen
Henle'sche Schleife	Resorption –25% des filtrierten NaCl Ca^{2+}, Mg^{2+} Harnkonzentrierung Gegenstromsystem
Distaler Tubulus	Resorption 5% des filtrierten NaCl Aktive Ca^{2+}-Resorption
Sammelrohr	Resorption 2% des filtrierten NaCl Sekretion K^+, H^+ Harnkonzentrierung

In den **Glomeruli** wird ein nahezu eiweißfreies Ultrafiltrat des Blutplasmas gebildet. Hauptfilter ist ein Netzwerk aus Kollagen in der Basalmembran der glomerulären Kapillarwand. Das Filter ist für Substanzen mit einer Molekülmasse >50 000 nahezu undurchlässig. Die glomeruläre Filtrationsrate beträgt 120 ml/min (180 l/Tag). Mehr als 99% der filtrierten Flüssigkeitsmenge werden in Tubulus und Sammelrohr rückresorbiert.

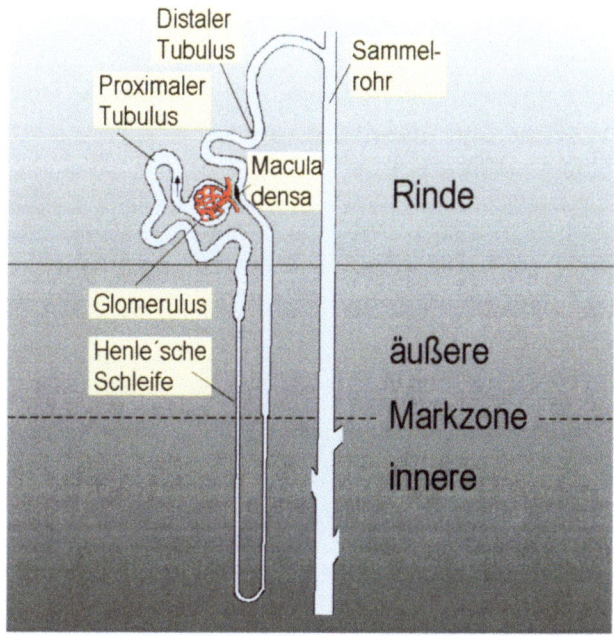

Bild 1-1 **Das Nephron besteht aus Glomerulus und Tubulus.** Der Glomerulus liegt in der Nierenrinde. Der Tubulus gliedert sich in einen proximalen Abschnitt, die in die Markzone absteigende Henle'sche Schleife und in einen distalen Abschnitt, der in der Nierenrinde ins Sammelrohr mündet. Am Ende der Henle'schen Schleife besteht durch die Macula densa ein enger Kontakt zum zugehörigen Glomerulus. Jedes Sammelrohr nimmt den Harn aus mehreren Tubuli auf und leitet ihn ins Nierenbecken.

Der aktive Na⁺-Transport liefert Energie für Resorption und Sekretion

Tabelle 1-2 **Luminaler Na-Symport und Na-Antiport im Tubulusepithel**

Resorption über Na-Symport	Sekretion über Na-Antiport
Glucose	Protonen
Aminosäuren	Ammonium
Chlorid	
Phosphat	
Citrat	

Wasser folgt osmotisch der Na⁺- und Stoffbewegung

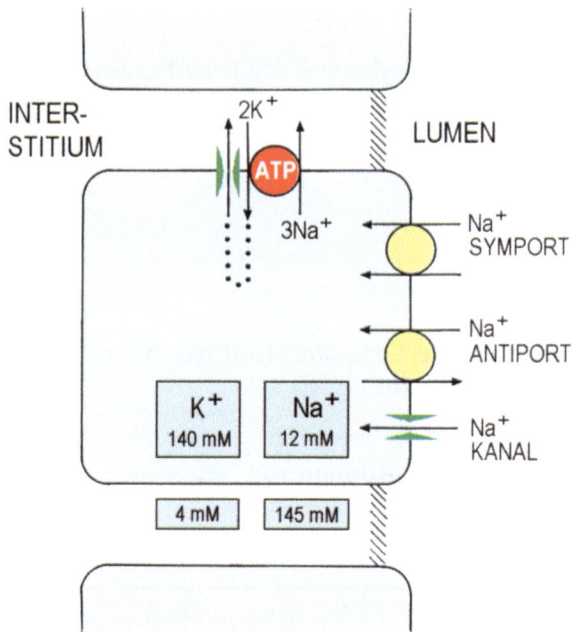

Bild 1-2 **Eine Tubuluszelle, die Natrium resorbiert.** Die Tubulusepithelzellen sind durch „tight junctions" dicht verbunden. Luminale und basolaterale (interstitielle) Zellseite unterscheiden sich in ihren Transporteigenschaften, sodaß Stoffe im Nephron sowohl resorbiert als auch sezerniert werden können. Der zentrale Prozeß tubulärer Transportvorgänge ist die aktive Resorption von Na⁺ durch die basolaterale Na,K-ATPase, die pro gespaltenem ATP drei Na⁺ aus der Zelle in den Interzellularraum pumpt und im Gegentausch zwei K⁺ in die Zelle aufnimmt. Es entsteht ein Na⁺-Gradient in die Zelle, welcher Energie liefert für luminale Na-Symport- und Na-Antiport-Prozesse. Der Na⁺-Gradient bildet auch die treibende Kraft für die rasche, selektive Resorption von Na⁺ über Na-Kanäle. Ein Teil des durch die Na,K-ATPase aufgenommenen K⁺ wird über basolaterale K-Kanäle wieder ins Interstitium zurückgeführt, sodaß der Prozeß der aktiven Na⁺-Resorption aufrechterhalten werden kann.

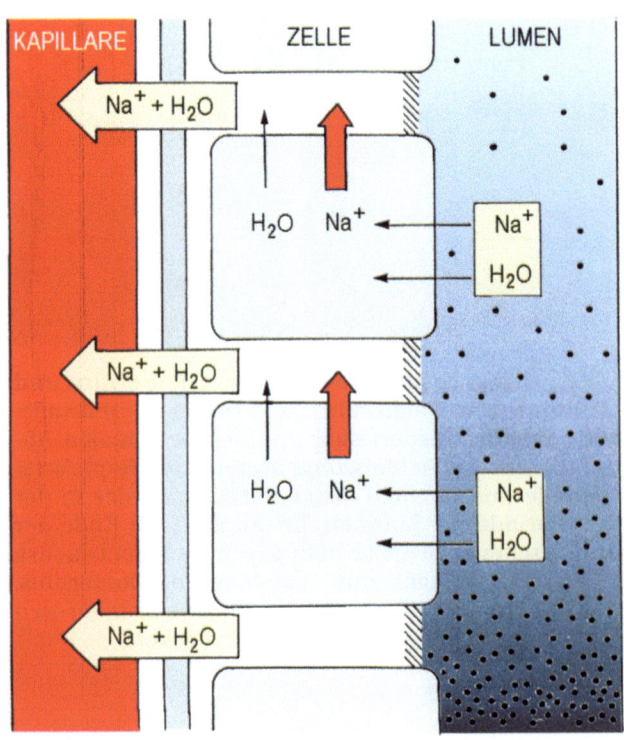

Bild 1-3 **Wasserresorption im Tubulus.** Die Anhäufung von Na⁺ und gelöster Stoffe im Interzellularraum bewirkt eine osmotische Bewegung von Wasser sowohl durch die Zelle als auch über die tight junctions. Der Wassertransport durch die Zelle erfolgt wahrscheinlich über spezifische Wasserkanäle (Aquaporine) in der Zellmembran. Die Tubulusflüssigkeit wird eingeengt und gelöste Stoffe (•) werden konzentriert. Der dadurch entstehende Konzentrationsgradient liefert die treibende Kraft für die Rückdiffusion insbesondere lipophiler Stoffe, welche die Lipidmatrix der Tubuluszellen ungehindert passieren können.

Harnkonzentrierung durch einen Gegenstrommechanismus

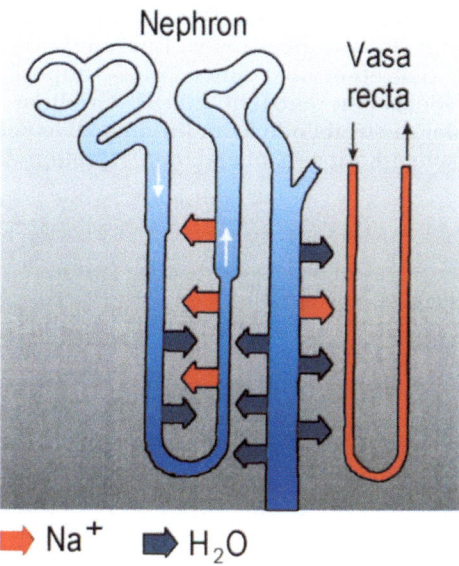

Bild 1-4 Die Henle'sche Schleife bildet ein Gegenstromsystem. Im aufsteigenden Teil der Henle'schen Schleife bewirkt die aktive NaCl-Resorption bei Undurchlässigkeit für Wasser eine Zunahme der Osmolalität im Markinterstitium. Der absteigende Schenkel ist jedoch für Wasser durchlässig, und es kommt durch passiven Wasseraustritt ins hypertone Interstitium zu einer Konzentrierung der Tubulusflüssigkeit. Durch den Harnfluß im Gegenstromsystem verstärken sich diese Einzeleffekte, und es entsteht ein osmotischer Gradient im Markinterstitium von der Nierenrinde in Richtung innere Markzone. Verstärkt wird die Ausbildung dieses osmotischen Gradienten durch Resorption von Harnstoff im inneren Markabschnitt der Sammelrohre. Das hypertone Mark ermöglicht den passiven Wasseraustritt aus den Sammelrohren und ist damit ein entscheidender Faktor bei der Harnkonzentrierung. Die Vasa recta bilden ein zweites Gegenstromsystem. Ein Auswaschen des hypertonen Interstitiums bei verstärkter Markdurchblutung schränkt die Konzentrierungsfähigkeit der Niere ein.

Organische Anionen und Kationen werden im proximalen Tubulus aktiv sezerniert

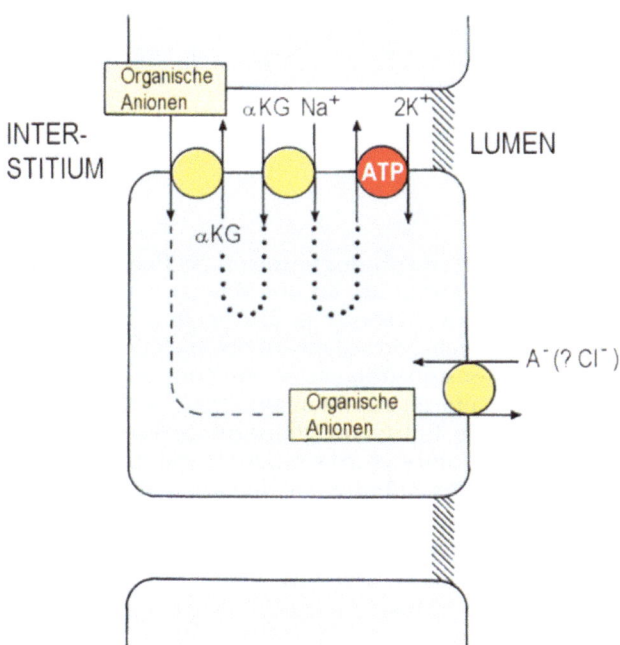

Bild 1-5 Organische Anionen – Wie sie im proximalen Tubulus sezerniert werden. Der von der Na,K-ATPase aufgebaute Na^+-Gradient liefert die Energie für die zelluläre Anreicherung von α-Ketoglutarat (αKG) über einen Na,αKG-Symport in der basolateralen Membran. Organische Anionen werden aktiv aus dem Interstitium über einen αKG, Anion-Antiport aufgenommen. Durch die aktive Aufnahme erreichen die organischen Anionen in der Zelle so hohe Konzentrationen, daß sie luminal passiv, zum Teil über einen Anionenaustauscher gegen Cl^- oder andere Anionen, in die Tubulusflüssigkeit abgegeben werden.

αKG entsteht vor allem bei der NH_4^+-Bildung aus Glutamin:

Glutamin (Glutaminase) → NH_4^+ + Glutamat
Glutamat (Dehydrogenase) → αKG

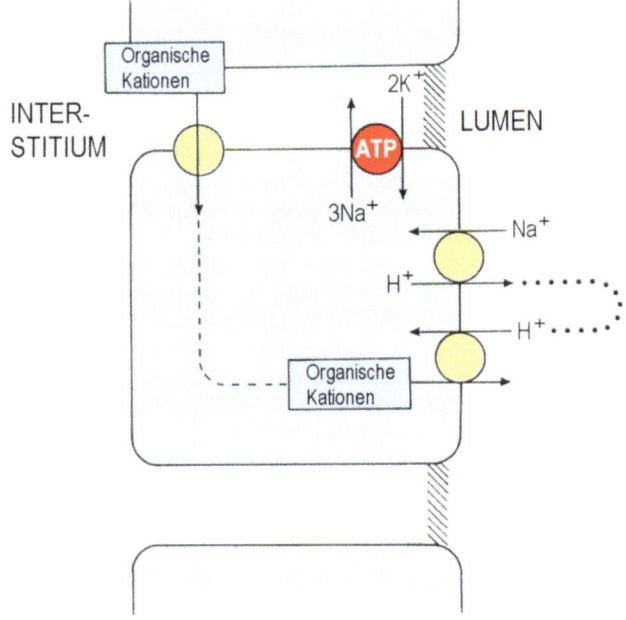

Bild 1-6 Organische Kationen – Wie sie im proximalen Tubulus sezerniert werden. An der basolateralen Membran werden organische Kationen über ein Carrier-System passiv in das negativ geladene Zellinnere aufgenommen. Der von der Na,K-ATPase aufgebaut Na^+-Gradient liefert Energie für die luminale H^+-Sekretion über einen Na,H-Antiport. Durch die H^+-Sekretion entsteht ein H^+-Gradient in die Zelle, der die treibende Kraft für die aktive Sekretion organischer Kationen über einen H,Kation-Antiport liefert.

Tabelle 1-3 Einige Substrate des Anionen- und Kationensystems

Substrat	Anionen-System	Kationen-System
Endogen	Harnsäure	Kreatinin
	Ketosäuren	Cholin
	Lactat	Dopamin
Exogen	Schleifen-Diuretika	Amilorid
	Thiazid-Diuretika	Triamteren
	Carboanhydrase-Hemmstoffe	Cimetidin
	Penicilline	Morphin
	Cephalosporine	
	Salicylate	

Verschiedene Substrate können um die Bindung an die Transportproteine konkurrieren und so gegenseitig ihre Ausscheidung hemmen.

Die Ultrafiltrationsrate kann auf die Resorptionsleistung eingestellt werden

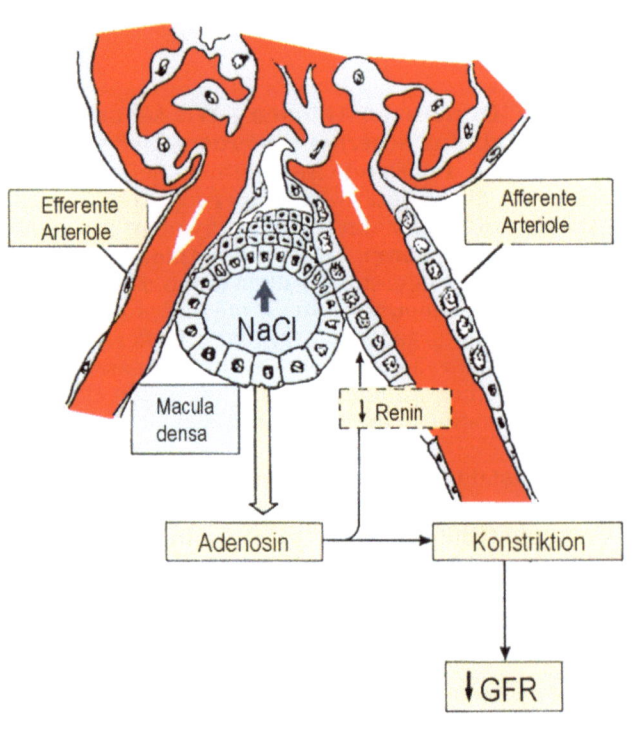

Bild 1-7 Der tubuloglomeruläre Feedback. Erhöhte NaCl-Anflutung an die Macula densa steigert die aktive Na^+-Resorption. Durch den vermehrten ATP-Verbrauch fällt Adenosin an, welches als parakriner Botenstoff freigesetzt wird und über A_1-Adenosin-Rezeptoren zu einer Konstriktion der afferenten Arteriole führt; die glomeruläre Filtrationsrate (GFR) sinkt, und es wird weniger Ultrafiltrat gebildet. Bei proximalen Tubulusschäden kann ein exzessiver Salz- und Wasserverlust vermieden werden. Zusätzlich hemmt Adenosin die Reninsekretion in den juxtaglomerulären Zellen.

Hormone regulieren selektiv die Ausscheidung von Ionen und Wasser

Tabelle 1-4 Hormonwirkungen auf die Niere

Hormon	Tubulärer Transport	
	Stimulierung	Hemmung
Renin-Angiotensin-Aldosteron	Na^+-Resorption K^+,H^+-Sekretion	
Atriale natriuretische Peptide		Na^+-Resorption
Vasopressin	H_2O-Resorption	
Parathormon	Ca^{2+}-Resorption	Phosphatresorption

Weiters können auch (Nor)Adrenalin und Insulin die Na^+-Resorption stimulieren, während Dopamin die Na^+-Resorption hemmt. Der Angriffspunkt dieser Hormone liegt vorwiegend proximal-tubulär. Erythropoietin wird in der Niere gebildet und stimuliert die Erythrozytenreifung im Knochenmark.

Renin-Angiotensin-Aldosteron wird wirksam, wenn das Plasmavolumen abnimmt und der Blutdruck sinkt. Neben Vasokonstriktion fördert Angiotensin II die Na^+- und Wasserrückresorption in der Niere sowohl durch direkte Wirkung im proximalen Tubulus als auch indirekt, indem es die Aldosteronfreisetzung in der Nebennierenrinde anregt. Aldosteron stimuliert im distalen Tubulus die Na^+-Resorption und die Sekretion von K^+ und H^+.

Atriale natriuretische Peptide (ANP) werden aus dem Vorhofmyokard freigesetzt, wenn das Plasmavolumen zunimmt und der Blutdruck steigt. ANP fördern die Harnausscheidung, indem sie die Na^+-Resorption im Sammelrohr hemmen. Über den ANP_A-Rezeptor, eine Rezeptor-Guanylylzyklase, bewirken sie einen cGMP-Anstieg in den Sammelrohrepithelien, wodurch die luminalen Na-Kanäle sowohl direkt allosterisch als auch indirekt über cGMP-abhängige Phosphorylierungen gehemmt werden.

Vasopressin wird im Hypophysenhinterlappen freigesetzt, wenn die Osmolalität im Plasma steigt und das Plasmavolumen abnimmt. Vasopressin fördert im Sammelrohr die Wasserresorption, indem es über Wirkung an V_2-Vasopressin-Rezeptoren den Einbau von Aquaporinen in die Zellmembran stimuliert.

Parathormon wird bei Ca^{2+}-Abfall im Plasma aus der Nebenschilddrüse freigesetzt und stimuliert im frühdistalen Tubulus durch direkte Wirkung die Ca^{2+}-Resorption. Parathormon senkt außerdem die Phosphatkonzentration im Plasma, indem es die proximal-tubuläre Phosphatrückresorption hemmt.

Diuretika steigern den Harnfluß („Diurese")

Die klinisch eingesetzten Diuretika bewirken eine osmotische Diurese

Osmotische Diurese. Abnahme des Extrazellularvolumens meist ohne wesentliche Änderung der Osmolalität. Steigerung des Harnflusses vor allem durch Förderung der renalen Ausscheidung osmotisch wirkender Salze und anderer gelöster Stoffe.

Wasserdiurese. Abnahme des Extrazellularvolumens mit Zunahme der Osmolalität. Steigerung des Harnflusses durch selektive Verminderung der renalen Wasserresorption (Diabetes insipidus).

Diuretika hemmen den tubulären Ionentransport

Für die Hemmwirkung ist eine hohe Wirkstoffkonzentration in der Tubulusflüssigkeit notwendig. Sie wird durch aktive Sekretion der Diuretika über das Transportsystem für organische Anionen und Kationen und durch Konzentrierung der Tubulusflüssigkeit aufgrund der Flüssigkeitsresorption erreicht.

Hemmstoffe des Na,K,2Cl-Symports (Schleifen-Diuretika)[2]

Hauptwirkort

Dicker aufsteigender Teil der Henle'schen Schleife

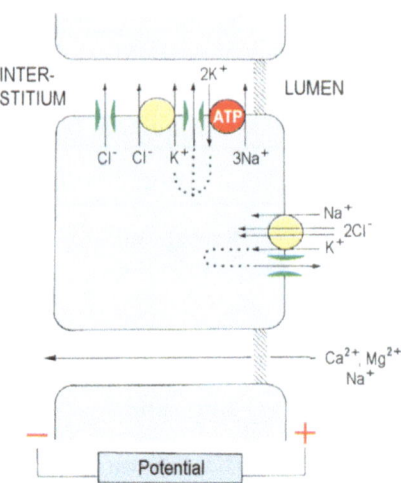

Mechanismus

Hemmung des Na,K,2Cl-Symports an einer der Cl⁻-Bindungsstellen

Bild 1-8 **Modell einer Epithelzelle im dicken aufsteigenden Teil der Henle'schen Schleife.** NaCl wird über einen luminalen Na,K,2Cl-Symport resorbiert. Die Rückdiffusion von K^+ in die Tubulusflüssigkeit über ATP-hemmbare K-Kanäle und der Austritt von Cl⁻ ins Interstitium über Cl-Kanäle und einen K,Cl-Symport erzeugen eine elektro-positive Ladung (+10 mV) des Tubuluslumens, die ihrerseits die parazelluläre Resorption von Ca^{2+}, Mg^{2+} und Na^+ fördert. Eine Hemmung des Na,K,2Cl-Symports bewirkt eine vermehrte Ausscheidung sowohl von Na^+ und Cl⁻ als auch von Ca^{2+} und Mg^{2+}.

Wirkstoffe

Furosemid
Etacrynsäure

- Sulfonamid-Derivate ($R-SO_2NH_2$): Furosemid, Bumetanid, Piretanid, Azosemid
- Sulfonylharnstoff-Derivate ($R_1-SO_2NH-R_2$): Torasemid
- Ohne Sulfonamid-Gruppe: Etacrynsäure, Etozolin

Etacrynsäure, Ozolinon (der wirksame Metabolit von Etozolin) und Torasemid hemmen wahrscheinlich zusätzlich basolaterale Cl-Kanäle und K,Cl-Symport.

Wirkung

Starke Diurese

- Bis zu 25% der filtrierten Na^+-Menge stehen für eine Resorptionshemmung zur Verfügung.
- Die Effektivität der Harnkonzentrierung wird eingeschränkt. Die Verminderung der NaCl-Resorption im aufsteigenden Teil der Henle'schen Schleife beeinträchtigt die Bildung des osmotischen Gradienten im Markinterstitium.
- Unterbrechung des tubuloglomerulären Feedback. Durch Hemmung der Na^+-Resorption über den Na,K,2Cl-Symport an der Macula densa kann die gesteigerte Na^+-Anflutung nicht zu dem erwarteten Abfall der glomerulären Filtrationsrate führen.

• Konzentrationsanstieg von Prostaglandinen (PGE$_2$) in der Niere (Mechanismus unklar). PGE$_2$ fördert die Nierendurchblutung und hemmt direkt die NaCl-Resorption im dicken aufsteigenden Teil der Henle'-schen Schleife und den wasserretinierenden Effekt von Vasopressin.

Steigerung der Ca^{2+}- und Mg^{2+}-Ausscheidung	Durch Hemmung des Na,K,2Cl-Symports Abnahme der elektro-positiven Ladung des Tubuluslumens. Die parazelluläre Ca^{2+}- und Mg^{2+}-Resorption sistiert.
Senkung der Vorlast durch Erweiterung der Kapazitätsgefäße	Konzentrationsanstieg des vasodilatierend wirkenden PGE$_2$ in regionalen Gefäßgebieten (Mechanismus unklar).

Hemmstoffe des Na,Cl-Symports (Thiazid-Diuretika)[3]

Hauptwirkort

Frühdistaler Tubulus

Mechanismus

Hemmung des Na,Cl-Symports an der Cl$^-$-Bindungsstelle

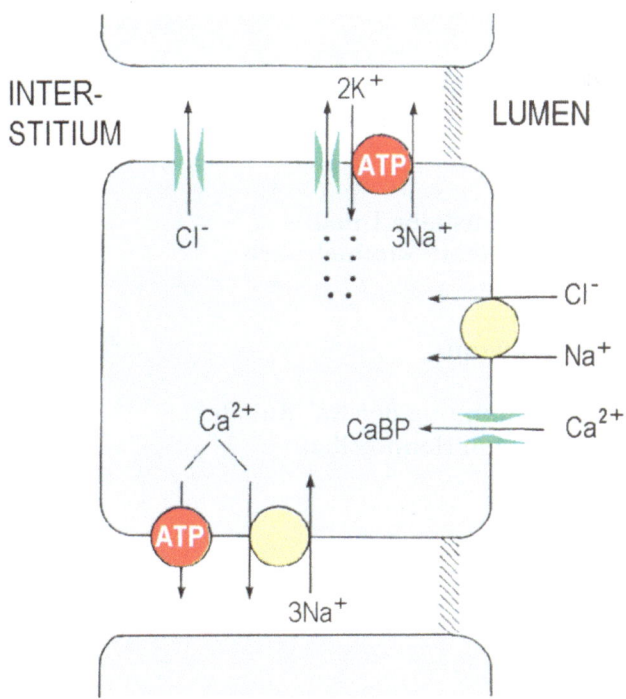

Bild 1-9 **Modell einer Epithelzelle im frühdistalen Tubulus.** NaCl wird über einen luminalen Na,Cl-Symport resorbiert. Ca^{2+} wird luminal über spannungsabhängige Ca-Kanäle aufgenommen, die durch Hyperpolarisation aktiviert werden. Im Zytoplasma wird Ca^{2+} an Calbindin (Ca^{2+}-bindendes Protein, CaBP) gebunden und basolateral aktiv (Ca-ATPase; Na,Ca-Antiport) ins Interstitium abgegeben.

Wirkstoffe

Hydrochlorothiazid
Chlortalidon

Verschiedene Thiazide oder analog wirkende Verbindungen mit Sulfonamid-Gruppe (R-SO$_2$NH$_2$). *Indapamid* ist ein wirksames Antihypertensivum ohne nennenswerte diuretische Wirkung.

Wirkung

Mäßige Diurese	Etwa 5% der filtrierten Na^+-Menge werden maximal zur Ausscheidung gebracht. Keine Beeinflussung der Harnkonzentrierung. Thiazid-Diuretika sind bei einer glomerulären Filtrationsrate <30 ml/min meist wirkungslos.
Ca^{2+}-Retention	Die Hemmung des Na,Cl-Symports bewirkt ein Absinken der zellulären Na^+-Konzentration und Hyperpolarisation der Zelle. Hyperpolarisation aktiviert die luminalen Ca-Kanäle. Der steilere elektrochemische Gradient für Na^+ beschleunigt die Ca^{2+}-Resorption über den basolateralen Na,Ca-Antiport.
Abnahme des Gefäßmuskeltonus	• Verminderung des Gesamtkörper-Natriums und des zirkulierenden Blutvolumens.
	• Möglicherweise direkte Vasodilatation durch Wirkung als K-Kanal-Öffner an den Gefäßmuskelzellen. Die Hyperpolarisation vermindert den Ca^{2+}-Einstrom über spannungsabhängige Ca-Kanäle.

Hemmstoffe luminaler Na-Kanäle (kaliumsparende Diuretika)[4]

Hauptwirkort

Spätdistaler Tubulus
Kortikale Sammelrohre

Mechanismus

Hemmung der Na^+-Kanäle in den Hauptzellen

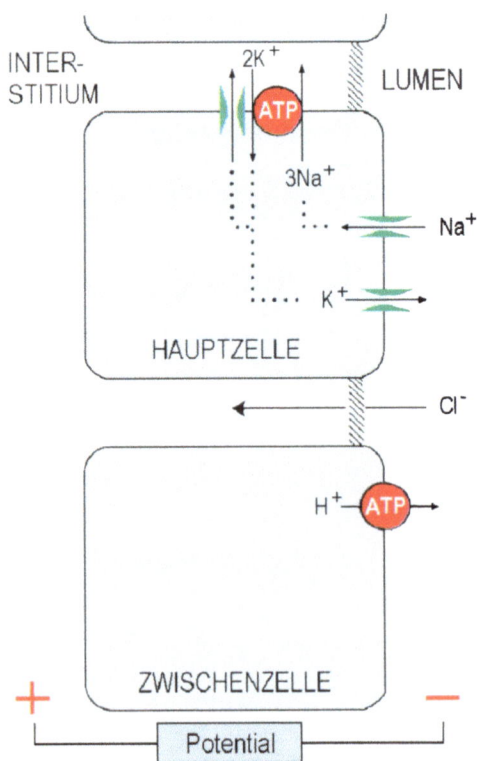

Bild 1-10 **Modell von Epithelzellen im spätdistalen Tubulus.**
H a u p t z e l l e: Über luminale Ionenkanäle wird Na^+ resorbiert und K^+ sezerniert. Durch Aufnahme positiv geladener Na^+-Ionen nimmt die zellnegative elektrische Potentialdifferenz an der luminalen Membran ab, und K^+ diffundiert leichter in die Tubulusflüssig-

keit. Der Transport von Na^+ durch die Zelle ohne begleitendes Anion erzeugt eine negative Ladung (–20 mV) des Tubuluslumens, die ihrerseits die parazelluläre, deutlich langsamer ablaufende Cl^--Resorption fördert.

Z w i s c h e n z e l l e: Über eine luminale H-ATPase (Protonen-ATPase) wird H^+ sezerniert. Die negative Ladung des Tubuluslumens begünstigt die renale H^+-Ausscheidung durch Minimierung der Rückdiffusion der positiv geladenen H^+-Ionen.

Wirkstoffe

Amilorid
Triamteren

Organische Kationen: Mittel der Reserve, die meist als kaliumsparende Begleittherapie zu anderen Diuretika verwendet werden.

Wirkung

Schwache Diurese

Etwa 2% der filtrierten Na^+-Menge werden zur Ausscheidung gebracht.

K^+-Retention

Durch Blockierung der Na-Kanäle nimmt die zellnegative elektrische Potentialdifferenz an der luminalen Membran zu. Die treibende Kraft für die zelluläre Sekretion positiv geladener Kaliumionen wird daher vermindert. Durch Hemmung der Na^+-Resorption nimmt weiters die negative Ladung des Tubuluslumens ab. Aufgrund der begünstigten Rückdiffusion der positiv geladenen H^+-Ionen ist die H^+-Ausscheidung vermindert.

Hemmstoffe der Carboanhydrase

Hauptwirkort

Proximaler Tubulus

Mechanismus

Durch Hemmung der Carboanhydrase verminderte HCO_3^--Rückresorption

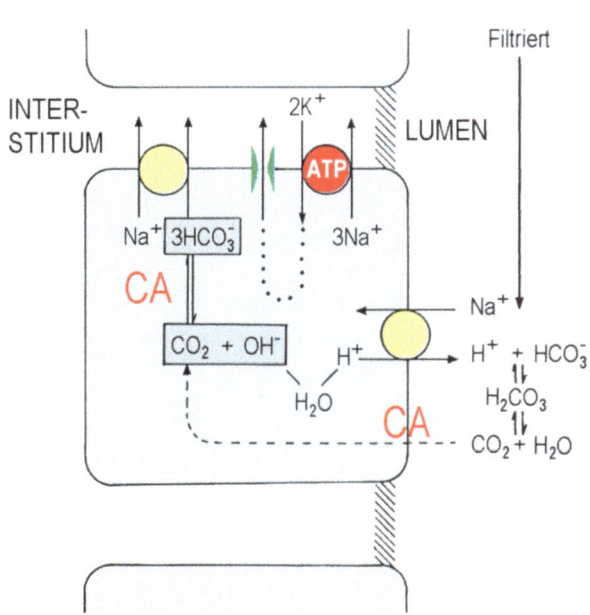

Bild 1-11 Modell einer Epithelzelle im proximalen Tubulus. H^+-Ionen werden luminal über einen Na,H-Antiport sezerniert. Die in der Zelle verbleibenden OH^--Ionen verbinden sich mit CO_2 unter Wirkung der Carboanhydrase (CA) zu HCO_3^-, welches über einen

Na,HCO$_3$-Symport ins Interstitium abgegeben wird. In der Tubulusflüssigkeit bildet sich aus den sezernierten H$^+$-Ionen und glomerulär filtrierten HCO$_3^-$-Ionen Kohlensäure (H$_2$CO$_3$), die unter der Wirkung der luminalen Carboanhydrase zu CO$_2$ und H$_2$O zerfällt. CO$_2$ diffundiert in die Zelle und reagiert mit OH$^-$ zu HCO$_3^-$. In der Bilanz wird für jedes sezernierte H$^+$-Ion ein HCO$_3^-$-Ion resorbiert.

Wirkstoffe

Acetazolamid — Sulfonamid-Derivat (R-SO$_2$NH$_2$). Weitere Substanzen wie *Diclofenamid* und *Dorzolamid* werden nur in der Glaukom-Therapie verwendet.

Wirkung

Schwache Diurese — Die Hemmung der NaHCO$_3$-Resorption im proximalen Tubulus wird durch höhere NaCl-Resorption in nachgeschalteten Nephronabschnitten teilweise kompensiert. Außerdem nimmt die glomeruläre Filtrationsrate ab, da aufgrund der gesteigerten Na$^+$-Anflutung an die Macula densa der tubuloglomeruläre Feedback wirksam wird. Es wird ein bicarbonatreicher, alkalischer (pH~8) Harn ausgeschieden.

Neigung zu Acidose — Renaler HCO$_3^-$-Verlust. Das verminderte glomeruläre HCO$_3^-$-Angebot limitiert die diuretische Wirkung.

Extrarenale therapeutische Wirkungen: Verminderte Bildung von HCO$_3^-$-reichem Kammerwasser und Pankreassaft sowie direkte ZNS-Wirkungen.

Osmotische Diuretika

Hauptwirkort

Proximaler Tubulus, Absteigender Teil der Henle'schen Schleife — Nephronsegmente, die für Wasser gut permeabel sind.

Mechanismus

Durch osmotische Wirkung in der Tubulusflüssigkeit verminderte H$_2$O-Resorption — Osmotische Diuretika werden glomerulär filtriert, tubulär nicht rückresorbiert und führen *per se* zu osmotischer Diurese. Neben der renalen Wasserausscheidung kommt es auch zu Na$^+$-Verlust. Die Anwesenheit nicht resorbierbarer, osmotisch wirksamer Substanzen in der Tubulusflüssigkeit bewirkt, daß die Wasserrückresorption relativ zur Na$^+$-Resorption vermindert ist. Es sinkt die Na$^+$-Konzentration in der Tubulusflüssigkeit soweit ab bis die Netto-Rückresorption von Na$^+$ sistiert.

Steigerung der Markdurchblutung	Zunahme des Blutvolumens und Abnahme der Blutviskosität durch osmotische Wirkung im Plasma. Die erhöhte Strömungsgeschwindigkeit bewirkt ein Auswaschen des hypertonen Nierenmarks, und die Fähigkeit der Niere zur Harnkonzentrierung wird eingeschränkt.

Wirkstoffe

Mannit	Die Zuckeralkohole Mannit oder Sorbit werden als intravenöse Infusion verabreicht. Sorbit wird zu Fructose abgebaut, sodaß bei Fructoseintoleranz die Gefahr einer Lactatacidose besteht.
	Glucose kann bei Überschreiten der Nierenschwelle (Plasma-Glucose 160-220 mg/dl) im Rahmen eines Diabetes mellitus als osmotisches Diuretikum wirken. Der Wasserverlust führt in schweren Fällen zu hyperosmolarem Koma (hypertone Dehydratation).

Wirkung

Starke Diurese	Die Wasserausscheidung überwiegt die Elektrolytausscheidung.
Anstieg der Plasmaosmolalität	Hypernaträmie durch den renalen Wasserverlust verbunden mit eigener osmotischer Wirkung im Plasma. Wasserentzug an ödematösen Organen (Hirnödem, Glaukom), deren Kapillaren für Mannit undurchlässig sind.

Neuentwicklungen[5, 16]

A_1-Adenosin-Rezeptor-Antagonisten	*Adenosin*, welches bei erhöhter tubulärer NaCl-Anflutung aus den Zellen der Macula densa freigesetzt wird, bewirkt über A_1-Adenosin-Rezeptoren eine Konstriktion der afferenten Arteriole mit Abnahme der glomerulären Filtrationsrate (tubuloglomerulärer Feedback) und stimuliert durch direkte Wirkung die Na^+-Resorption im proximalen Tubulus. Selektive A_1-Adenosinrezeptor-Antagonisten (Dipropylxanthine) werden derzeit auf ihre diuretische Wirkung geprüft.
Steigerung der glomerulären Filtrationsrate	Unterbrechung des tubuloglomerulären Feedback durch Aufhebung der Adenosin-Wirkung an der afferenten Arteriole des Glomerulus.
Verminderung der proximal-tubulären Na^+-Resorption	Hemmung der Adenosin-vermittelten Na^+-Resorption im proximalen Tubulus.
	Methylxanthine (Coffein, Theophyllin, Theobromin) sind nicht-selektive Adenosin-Rezeptor-Antagonisten mit schwach diuretischer (Mehrdurchblutung der Niere) und zusätzlich vor allem zentralnervös und kardial stimulierender Wirkung.

Aquaretika — Steigerung des Harnflusses durch Wasserdiurese.

Hemmung luminaler Wasser-Kanäle (Aquaporine) — Proximal-tubuläre Aquaporine (AQP1) und Aquaporine im Sammelrohr (AQP2) sind potentielle Angriffspunkte neuartiger Diuretika, die insbesondere bei verschiedenen Formen hypotoner Hyperhydratation Verwendung finden könnten.

Aufhebung der Vasopressinwirkung im Sammelrohr — V_2-Vasopressin-Rezeptor-Antagonisten, die insbesondere bei „Syndrom der inadäquaten Vasopressin-Ausschüttung" (SIADH: Überstarke Vasopressinfreisetzung und Wasserretention etwa bei Meningitis, Enzephalitis oder Neoplasmen) eingesetzt werden könnten.

Ödeme und Hypertonie sind die häufigsten Indikationen für Diuretika

Ödeme

Akute Organödeme

Lungenödem durch Linksherzinsuffizienz — *Schleifen-Diuretika* als intravenöse Dauerinfusion. Notfallsituation, die eine rasche Ödemausschwemmung erfordert. Zusätzlich senken Schleifen-Diuretika die kardiale Vorlast (Wandspannung am Ende der Diastole), indem sie die Kapazitätsgefäße erweitern.

Hirnödem und Glaukomanfall — *Mannit* (i.v.). Durch Anstieg der Plasmaosmolalität Verschiebung von Wasser aus dem Interstitium in den Intravasalraum. Kurzfristige Druckentlastung bei Hirnödem und schweren Glaukomanfällen (Intraokularer Druck >50 mmHg). Wird allerdings Mannit bei wiederholter Gabe und eingeschränkter Nierenfunktion nicht rasch genug ausgeschieden, verteilt sich die Substanz im Interstitium und unterstützt durch seine osmotische Wirksamkeit neuerlich die Ödembildung im Gehirn („Rebound-Phänomen"). Weiters besteht die Gefahr, daß durch Druckentlastung eine intrazerebrale Blutung aktiviert wird.

Periphere Ödeme

Chronische Herzinsuffizienz — *Thiazid-* oder *Schleifen-Diuretika* kombiniert mit *NaCl-armer Diät*. Langsame Ödemausschwemmung (angestrebter Gewichtsverlust (~1kg/Tag). Bei therapieresistenten Ödemen aufgrund eines sekundären Hyperaldosteronismus Kombinationstherapie mit *Aldosteronantagonisten*.

Thiazid-Diuretika wirken schonender und senken zusätzlich durch ihre gefäßerweiternde Wirkung die Nachlast, sind aber bei Niereninsuffizienz wenig wirksam und können eine vorbestehende Hyponaträmie verstärken.

Schleifen-Diuetika wirken stärker und können bevorzugt eingesetzt werden bei:

• Eingeschränkter Nierenfunktion, da sie die Nierendurchblutung fördern (Vasodilatation durch PGE_2-Anstieg; Unterbrechung des tubuloglomerulären Feedback).

• Vorbestehender Hyponaträmie, die zum Teil auf eine Wasserretention durch Vasopressinwirkung zurückzuführen ist. Die Verminderung des effektiven zirkulierenden Blutvolumens bei Herzinsuffizienz führt zu gesteigerter Vasopressinsekretion (Barorezeptorenreflex) und erhöhtem Durstgefühl (Mechanismus unklar). Im Gegensatz zu Thiazid-Diuretika vermindern Schleifen-Diuretika den wasserretinierenden Effekt von Vasopressin:
(1), Verminderung des für die Wasserrückresorption notwendigen osmotischen Gradienten im Markinterstitium durch Hemmung der Resorption von NaCl im aufsteigenden Teil der Henle'schen Schleife.
(2), Anstieg von PGE_2 in der Niere, welches den wasserretinierenden Effekt von Vasopressin antagonisiert.
Werden Schleifen-Diuretika bei vorbestehender Hyponaträmie eingesetzt, ist gleichzeitig eine vorsichtige Na^+-Substitution notwendig.

Chronische Niereninsuffizienz

Schleifen-Diuretika kombiniert mit *NaCl-armer Diät*. Schleifen-Diuretika können in höherer Dosierung selbst bei schwerer Niereninsuffizienz (glomeruläre Filtrationsrate <15 ml/min) noch diuretisch wirksam sein.

Nephrotisches Ödem

Schleifen-Diuretika kombiniert mit *NaCl-armer Diät* und *Glucocorticoiden*, die den renalen Eiweißverlust vermindern.

Aszites

Leberzirrhose

Aldosteronantagonisten kombiniert mit *NaCl-armer Diät*. Therapie leichter bis mittelgradiger Formen von Aszites.

Schleifen-Diuretika kombiniert mit *Aldosteronantagonisten*. Therapie massiver und therapieresistenter Formen von Aszites. Besonders langsame Flüssigkeitsausschwemmung (angestrebter Gewichtsverlust <0.3 kg/Tag), da Patienten mit Leberzirrhose Störungen im Elektrolyt-, Wasser- und Säure-Basen-Gleichgewicht besonders schlecht kompensieren.

Hypertonie[6]

Milde bis mittelschwere Formen

Thiazid-Diuretika. Abnahme des zirkulierenden Blutvolumens und Vasodilatation. Mittel der Wahl vor allem bei älteren Patienten, in niedriger Dosierung (Vermeidung von Stoffwechselstörungen) und kombiniert mit Kaliumsparenden Diuretika (Vermeidung von K^+-Verlusten).

Weitere Indikationen[7]

Forcierte Diurese bei Vergiftungen

Schleifen-Diuretika (i.v. Dauerinfusion) kombiniert mit *Flüssigkeits- und Elektrolytsubstitution.* Verstärkte renale Giftausscheidung durch starke Harnflußsteigerung (1–2 l/Stunde).

Vermeidung von K^+-Verlusten

Kaliumsparende Diuretika, vorwiegend in Kombination mit Thiazid-Diuretika, die bei Langzeittherapie zu Hypokaliämie führen.

Hypercalcämie

Schleifen-Diuretika kombiniert mit *Flüssigkeits- und Elektrolytsubstitution.* Verstärkte Ca^{2+}-Ausscheidung durch Resorptionshemmung in der Henle'schen Schleife.

Idiopathische Hypercalciurie

Thiazid-Diuretika als Prophylaxe gegen Nierensteinbildung. Verminderung der renalen Ca^{2+}-Ausscheidung durch Resorptionssteigerung im frühdistalen Tubulus.

Osteoporose postmenopausal

Thiazid-Diuretika als Prophylaxe gegen Knochenschwund, insbesondere bei begleitender Hypercalciurie. Verminderung der renalen Ca^{2+}-Ausscheidung.

Renaler Diabetes insipidus

Thiazid-Diuretika kombiniert mit *NaCl-armer Diät.* Bei renalem Diabetes insipidus spricht die Niere auf Vasopressin nicht an. Es kommt zu massiver Harnausscheidung (3–20 l/Tag) verbunden mit starkem Durstgefühl. Thiazid-Diuretika kombiniert mit NaCl-armer Diät führen zu Na^+- und Volumenverlust, sodaß wahrscheinlich das kompensatorisch aktivierte Renin-Angiotensin-System eine Steigerung der proximal-tubulären Na^+-Resorption bewirkt. Im Sammelrohr, dem Wirkort von Vasopressin, ist dann das Harnangebot vermindert. Das Harnvolumen nimmt ab. Außerdem wird durch den Na^+-Verlust das Durstgefühl vermindert.

Amilorid bei Lithium-bedingter Polyurie. Amilorid hemmt die Li^+-Aufnahme über die Na-Kanäle im spätdistalen Tubulus und in den Sammelrohren. Die häufig bei Therapie der Manie mit Lithiumsalzen auftretende Polyurie ist wahrscheinlich darauf zurückzuführen, daß Li^+ die cAMP-Bildung über den V_2-Vasopressin-Rezeptor abschwächt (Mechanismus unklar).

Prophylaxe des akuten Nierenversagens	*Mannit*, im Frühstadium des postischämischen akuten Nierenversagens. Ein Mindestharnfluß wird aufrechterhalten, um akute tubuläre Nekrosen zu verhindern. Bei ungenügendem Erfolg Therapie mit Schleifen-Diuretika.
Ödeme kombiniert mit erhöhtem Plasma-HCO_3^-	*Carboanhydrase-Hemmstoffe*. Die renale Mehrausscheidung von HCO_3^- fördert die Flüssigkeitsausschwemmung und senkt die HCO_3^--Konzentration im Plasma etwa bei chronischem Cor pulmonale.
Glaukom und akute Pankreatitis	*Carboanhydrase-Hemmstoffe*. Verminderte Bildung von HCO_3^--reichem Kammerwasser/Pankreassaft können zu einer Besserung bei Glaukom/Pankreatitis führen.
Epilepsie, Morbus Ménierè und Höhenkrankheit	*Carboanhydrase-Hemmstoffe*. Die durch renale Mehrausscheidung von HCO_3^- bewirkte Acidose und direkte ZNS-Wirkungen vermindern die Anfallshäufigkeit bei Epilepsie, lindern Schwindelgefühl, Übelkeit und Hörstörungen bei Morbus Ménierè (anfallsartiger Drehschwindel) und bessern oder verhindern Kopfschmerz, Erbrechen und akutes Hirn- oder Lungenödem bei Höhenkrankheit (Aufenthalt in Höhen über 3500 m).
Cystische Fibrose	*Amilorid* als Aerosol. Die Verminderung der Na^+-Resorption an der Oberfläche des Lungenepithels durch Hemmung der Na-Kanäle soll eine gewisse Verflüssigung und daher einen verbesserten Abtransport des hochviskösen Schleims bewirken.

Therapieresistente Ödeme

Hoher NaCl-Konsum und unregelmäßige Einnahme des Diuretikums	*NaCl-arme Diät* und konsequente Patienten-Beratung
Resorptionsstörung im Gastrointestinaltrakt	*Intravenöse Applikation*, wenn eine hochdosierte perorale Therapie nicht ausreichend wirksam ist. Herzinsuffizienz, Leberzirrhose und andere Erkrankungen können zu verminderter Durchblutung im Gastrointestinaltrakt und zu Mukosaödem führen, sodaß die Resorption von Pharmaka beeinträchtigt ist.
Gesteigerte renale NaCl-Rückresorption	*Aldosteronantagonisten* bei sekundärem Hyperaldosteronismus. Verminderung des effektiven zirkulierenden Blutvolumens etwa bei Herzinsuffizienz, Leberzirrhose oder chronischer Diuretika-Therapie führt zu Aktivierung des Renin-Angiotensin-Aldosteron-Systems. Angiotensin II stimuliert

die proximal-tubuläre, Aldosteron die spätdistal-tubuläre Na$^+$-Rückresorption, wodurch die Wirkung von Diuretika abgeschwächt wird.

Unzureichende tubuläre Konzentration des Diuretikums

Dosiserhöhung oder *Kombination* von Diuretika mit unterschiedlichem Angriffspunkt.

Verminderung der proximal-tubulären Sekretion von Diuretika bei:
- Eingeschränkter Nierenfunktion. Physiologisch bei Neugeborenen und im hohen Lebensalter, pathologisch bei chronischer Niereninsuffizienz.
- Kompetitiver Verdrängung etwa bei Hyperurikämie oder Begleittherapie mit Urikosurika.

Bei massiver Albuminurie (nephrotisches Syndrom) kann das Diuretikum durch Proteinbindung in der Tubulusflüssigkeit weitgehend wirkungslos werden.

Unerwünschte Wirkungen von Diuretika sind vor allem Kreislauf-, Elektrolyt- und Stoffwechselstörungen [8]

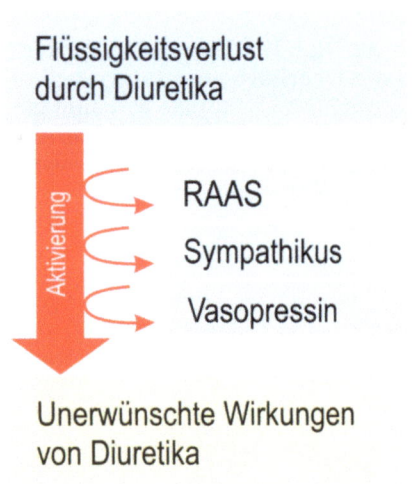

Bild 1-12 Gegenregulatorische Mechanismen spielen eine wichtige Rolle bei der Entstehung unerwünschter Wirkungen und können auch zu einer Abnahme der diuretischen Wirksamkeit (Toleranz) führen. Na$^+$- und Flüssigkeitsverlust mit Hypovolämie bewirken:

- Aktivierung des Renin-Angiotensin-Aldosteron-Systems (RAAS) durch renale Minderdurchblutung.
- Anstieg des Sympathikustonus über den Barorezeptorenreflex.
- Erhöhte Vasopressinsekretion über den Barorezeptorenreflex.

Schleifen-Diuretika stimulieren zusätzlich die Reninfreisetzung, wodurch es zu postdiuretischer Na$^+$-Retention kommen kann. Aufgrund der Hemmung der Na$^+$-Aufnahme über den Na,K,2Cl-Symport an den Zellen der Macula densa setzen diese Prostaglandine (Prostacyclin, PGE$_2$) frei, welche als parakrine Botenstoffe an den juxtaglomerulären Zellen die Reninsekretion anregen.

Kreislaufstörungen

Blutdruckabfall, Nierenfunktionsstörungen und Thromboseneigung

Schleifen-Diuretika

Ursache ist eine zu rasche Ödemausschwemmung. Bei bestehender Hypovolämie können sich Nierenfunktionsstörungen entwickeln, insbesondere bei Verschärfung der renalen Minderdurchblutung durch andere Pharmaka:
- *ACE-Hemmer.* Sie bewirken durch Vasodilatation einen verstärkten Blutdruckabfall und führen zu Wirkungsabschwächung von Angiotensin II auf die glomeruläre Filtrationsrate. Die Konstriktion der Arteriolen des Glomerulus durch Angiotensin II spielt eine wichtige Rolle bei der Aufrechterhaltung des glomerulären Filtrationsdrucks bei Blutdruckabfall.
- *Nicht-opioidartige Analgetika.* Sie hemmen die Bildung vasodilatatorischer Prostaglandine in der Niere. Es kommt zu ungebremster Vasokonstriktorwirkung an den Nierengefäßen, insbesondere bei Hypovolämie, bei der Angiotensin II-Bildung und Sympathikustonus erhöht sind.

Hypervolämie

Osmotische Diuretika

Ursache ist die osmotische Wirkung im Intravasalraum. Osmotische Diuretika sind wegen der kardialen Belastung bei akutem Lungenödem *kontraindiziert.*

Elektrolytstörungen[22]

Hypokaliämie mit Neigung zu Alkalose

Thiazid- und *Schleifen-Diuretika.* Nach Langzeittherapie Abfall der K^+-Konzentration im Plasma auf 3.0–3.5 mM bei etwa 1/3 der Patienten.

Das erhöhte Na^+-Angebot im spätdistalen Tubulus und das gegenregulatorisch aktivierte Renin-Angiotensin-Aldosteron-System begünstigen die renale K^+- und H^+-Ausscheidung. Zusätzlich kommt es durch Volumenabnahme im Extrazellularraum bei gleichbleibender HCO_3^--Menge zu Kontraktionsalkalose. *Carboanhydrase-Hemmstoffe* führen ebenfalls zu renalen K^+-Verlusten, da vorwiegend K^+ als Gegenion für das nicht resorbierte HCO_3^- ausgeschieden wird. Allerdings besteht durch den renalen HCO_3^--Verlust eine Neigung zu Acidose.

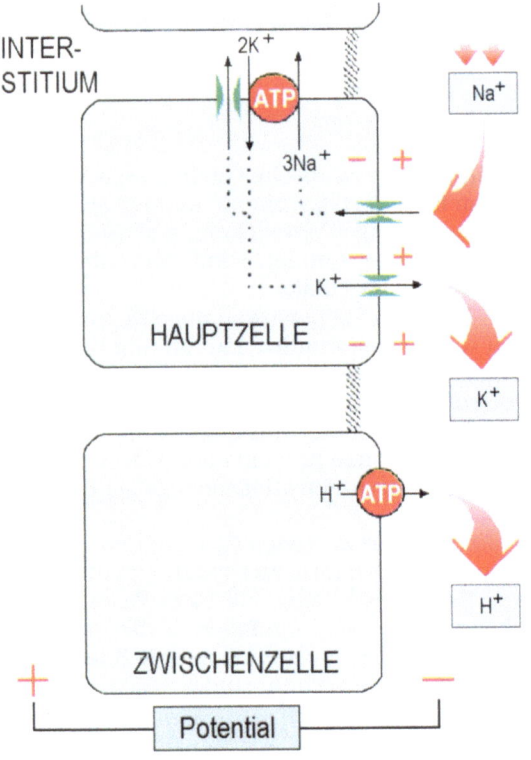

Bild 1-15 **Gesteigerte Na⁺-Anflutung im spätdistalen Tubulus begünstigt renale K⁺ und H⁺-Verluste.** Die verstärkte Na⁺-Aufnahme über die Na-Kanäle der Hauptzellen bewirkt eine Abnahme der zellnegativen elektrischen Potentialdifferenz an der luminalen Membran, wodurch die K⁺-Sekretion gefördert wird. Der gesteigerte Na⁺-Transport durch die Zelle ohne begleitendes Anion erhöht die negative Ladung des Tubuluslumens gegenüber dem Interstitium, so daß die renale H⁺-Ausscheidung begünstigt wird.

Muskelschwäche Darmatonie	Persistierender K⁺-Mangel führt zu verminderter Erregbarkeit der Skelett- und Darmmuskulatur.
Nierenfunktionsstörungen	Gesteigerte tubuläre NH₃-Bildung (Gefahr eines Coma hepaticum bei Leberschaden), Polyurie (verminderte Vasopressinwirkung), Nephropathie (Zystenbildung, Tubulusatrophie, interstitielle Fibrose) bei persistierendem K⁺-Mangel.
Herzrhythmusstörungen	Abnahme der K⁺-Permeabilität der Herzmuskelzelle. Verlangsamung der Repolarisation (Gefahr von Nachpotentialen) und Beschleunigung der diastolischen Depolarisation (Gefahr ektoper Erregungen).

Verstärkung der Hypokaliämie bei Begleittherapie mit anderen Pharmaka:
- *ß-Adrenozeptor-Agonisten.* Über ß₂-Adrenozeptoren verstärkt Adrenalin im Skelettmuskel über einen cAMP-Anstieg die K⁺-Aufnahme über die Na,K-ATPase (Mechanismus unklar). Stress-induzierte Adrenalinfreisetzung (Angina pectoris-Anfall) oder ß₂-Adrenozeptor-Agonisten (Fenoterol bei Therapie des Asthma bronchiale) können zu einem raschen und gefährlichen K⁺-Abfall im Plasma (> 0,5 mM) führen.
- *Insulin.* Zelluläre K⁺-Aufnahme durch Anstieg der Na,K-ATPase-Aktivität vor allem im Skelettmuskel (Mechanismus unklar).
- *Glucocorticoide.* Renale K⁺-Verluste durch mineralocorticoide Zusatzwirkung.
- *Laxantien.* Intestinale K⁺-Verluste.

Erhöhte Toxizität kardial wirksamer Pharmaka	*Herzglykoside.* Herzglykoside (Hemmung der Na,K-ATPase) und Hypokalämie (Abnahme der zellulären K^+-Permeabilität) bewirken synergistisch eine Beschleunigung der diastolischen Depolarisation der Herzmuskelzellen, wodurch die Gefahr von Extrasystolen steigt. Weiters ist bei Hypokalämie die Bindung von Herzglykosiden an die Na,K-ATPase begünstigt. • *Antiarrhythmika.* Hypokalämie erhöht das Risiko von Chindin-induzierten tachykarden ventrikulären Rhythmusstörungen *(torsades de pointes)*, die in Kammerflimmern übergehen können.
Hyponaträmie	*Thiazid-* und *Schleifen-Diuretika*, wenn bei gleichzeitiger NaCl-Beschränkung der renale Flüssigkeitsverlust durch übermäßiges Trinken von Wasser ausgeglichen wird. Gefährdet sind insbesondere Patienten mit vorbestehender Hyponaträmie im Rahmen einer Herzinsuffizienz oder Leberzirrhose, deren periphere Ödeme mit Thiazid-Diuretika behandelt werden.
Kopfschmerz, Übelkeit, Lethargie, Krämpfe	Der Abfall der Plasmaosmolalität begünstigt den Flüssigkeitsaustritt ins ZNS, wodurch es zu Hirndrucksymptomatik kommt.
Hyperkalämie mit Neigung zu Acidose	*Kaliumsparende Diuretika*, insbesondere bei eingeschränkter Nierenfunktion und kombinierter Therapie mit ACE-Hemmern, die durch Verminderung der Aldosteronbildung zusätzlich zu K^+-Retention führen.
Muskelschwäche	Verminderte neuromuskuläre Erregbarkeit durch Abnahme des Ruhemembranpotentials der Skelettmuskelzellen.
Herzrhythmusstörungen	Abnahme des Ruhemembranpotentials und Verlangsamung der diastolischen und der raschen Depolarisation an den Herzmuskelzellen. Bradykardie, Abnahme der Leitungsgeschwindigkeit.
Rückwirkungen auf das Ca^{2+}- und Mg^{2+}-Gleichgewicht	*Thiazid-* und *Schleifen-Diuretika* bei Langzeittherapie.
Ca^{2+}-Retention bei Thiazid-Diuretika	Tendenz zu Hypercalcämie. Verminderung der renalen Ca^{2+}-Ausscheidung durch Resorptionssteigerung im frühdistalen Tubulus.
Ca^{2+}-Verlust bei Schleifen-Diuretika	Tendenz zu Hypocalcämie, insbesondere bei vorbestehendem Ca^{2+}-Mangel (Hypoparathyreoidismus). Steigerung der renalen Ca^{2+}-Ausscheidung durch Resorptionshemmung in der Henle'schen Schleife.

Mg^{2+}-Verlust bei Schleifen- und Thiazid-Diuretika

Schleifen-Diuretika fördern die renale Mg^{2+}-Ausscheidung durch Resorptionshemmung in der Henle'schen Schleife.

Die bei Langzeittherapie mit Thiazid-Diuretika auftretenden Mg^{2+}-Verluste sind möglicherweise auf die durch vermehrte Na^+-Anflutung und Aldosteronwirkung gesteigerte Na^+-Resorption in den Hauptzellen des spätdistalen Tubulus zurückzuführen, da eine Hemmung der Na^+-Resorption durch Amilorid die Mg^{2+}-Verluste vermindert. Hypokalämie dürfte zusätzlich die renale Mg^{2+}-Ausscheidung fördern. Die genauen Mechanismen der distal-tubulären Mg^{2+}-Resorption sind noch unklar.

Magnesiummangel begünstigt Herzrhythmusstörungen, insbesondere bei gleichzeitiger Hypokalämie und plötzlich erhöhtem Sympathikustonus (Angina pectoris-Anfall, u. a.). Katecholamine führen über ß-Adrenozeptoren zu einer Mg^{2+}-Freisetzung aus Herzmuskelzellen, die mit einer Abnahme des gesamtzellulären Mg^{2+} um bis zu 20% verbunden ist.

Stoffwechselstörungen

Thiazid- und *Schleifen-Diuretika* bei Langzeittherapie.

Glucose- und Lipidstoffwechselstörungen

Mögliche Ursachen (genauer Mechanismus unklar):

- Steigerung von Glykogenolyse, Gluconeogenese und Lipolyse durch den gegenregulatorisch erhöhten Sympathikustonus.
- Abschwächung der Wirkung und/oder Sekretion von Insulin, insbesondere bei Kaliummangel. Die Glucoseverwertung und die Hemmwirkung von Insulin auf die Lipolyse sind somit zusätzlich vermindert.

Die Stoffwechselstörungen sind reversibel und können durch „*Niedrig-Dosis-Therapie*" weitgehend vermieden werden.

Glucoseanstieg im Plasma

Bis zu 5%. Bei prädiabetischer Stoffwechsellage kann sich ein *manifester Diabetes mellitus* entwickeln.

Cholesterin- und Triglyceridanstieg im Plasma

Bis zu 10%. Erhöhtes *Atheroskleroserisiko*.

Hyperurikämie

Thiazid- und *Schleifen-Diuretika* bei Langzeittherapie.

Verminderung der Harnsäureausscheidung:

- Kompetition von Harnsäure (Urat⁻) mit anionischen Diuretika am proximal-tubulären Transportsystem für organische Anionen.

	• Gegenregulatorische Mechanismen. Angiotensin II steigert im proximalen Tubulus über Anregung des Na,H-Antiports die H^+-Sekretion. Durch das erhöhte zelluläre OH^--Angebot wird der luminale Urat,OH^--Antiport, über den Harnsäure resorbiert wird, gefördert.
Gichtanfall bei disponierten Patienten	Diuretika-induzierte Hyperurikämie ist häufig und meist symptomlos. Eine Therapie mit Urikosurika (Benzbromaron, u. a.) ist in diesen Fällen nicht notwendig.

Weitere Störungen

Allergische Reaktionen	Diuretika vom Furosemid-Typ, Thiazid-Diuretika und Carboanhydrase-Hemmstoffe enthalten eine Sulfonamid-Gruppe ($R-SO_2NH_2$) und können bei *Sulfonamidallergie* allergische Reaktionen auslösen.

Unspezifische und seltene Störungen

Gastrointestinale Störungen	Übelkeit, Erbrechen, Durchfälle.
Zentralnervöse Beschwerden	Kopfschmerz, Schwindel, Schlafstörungen.
Hörstörungen durch Schleifen-Diuretika	Eingeschränkte Wahrnehmung hoher Töne bis Hörverlust. Ursache ist wahrscheinlich eine Veränderung in der Elektrolytzusammensetzung der Endolymphe. Die Hörstörungen sind üblicherweise reversibel und treten meist bei zu rascher i.v.-Gabe auf, insbesondere bei niereninsuffizienten Patienten. Eine gleichzeitige Therapie mit anderen ototoxischen Pharmaka (Aminoglykoside, u. a.) erhöht das Risiko von irreversiblen Hörstörungen.
Sexualbeschwerden durch Thiazid-Diuretika	Gelegentlich verminderte Libido und Impotenz bei Langzeittherapie.
Megaloblastenanämie durch Triamteren	Einzelfälle bei vorbestehendem Folsäuremangel (alkoholische Leberzirrhose, u. a.). Triamteren hemmt die Dihydrofolatreduktase.

Arzneimittelwechselwirkungen

Abschwächung der diuretischen Wirkung	• *Nicht-opioidartige Analgetika*. Durch Hemmung der Prostaglandinsynthese vermindern sie die z. T. (Schleifen-Diuretika) Prostaglandin-geförderte renale Na^+- und H_2O-Ausscheidung. • *Urikosurika*. Verminderung der proximal-tubulären Sekretion anionischer Diuretika durch kompetitive Verdrängung.

Wirkungsverstärkung anderer Pharmaka	• *Lithium.* Diuretika vermindern die renale Li$^+$-Ausscheidung und erhöhen im Rahmen einer Therapie der Manie mit Lithiumsalzen das Risiko kardio- und neurotoxischer Wirkungen. Li$^+$ konkurriert mit Na$^+$ um die vor allem proximal-tubuläre Rückresorption, die nach Diuretikagabe gegenregulatorisch (Angiotensin II, Noradrenalin) gesteigert sein kann. • *Antihypertensiva.* Verstärkung der antihypertensiven Wirkung von ACE- und Ca-Kanal-Hemmer, u. a.
Wirkungsabschwächung anderer Pharmaka	• *Antidiabetika.* Wirkungsabschwächung von Insulin und Sulfonylharnstoff-Derivaten, insbesondere bei Hypokaliämie (Mechanismus unklar).

Kontraindikationen

Allergie	*Bekannte Überempfindlichkeit* oder *Sulfonamidallergie.* Diuretika vom Furosemid-Typ, Thiazid-Diuretika, Carboanhydrase-Hemmstoffe enthalten eine Sulfonamid-Gruppe.
Anurie und Coma hepaticum	Diuretika sind bei Anurie wirkungslos, bzw. können bei Coma hepaticum durch Auslösung einer Hypokaliämie, die die Ammoniumbildung in der Niere begünstigt, zu einer gefährlichen Verschlechterung der klinischen Situation führen.
Schwere Hyponaträmie und/oder Hypovolämie, schwere Hypokaliämie	Die Förderung der Na$^+$-, K$^+$- und Flüssigkeitsausscheidung durch Diuretika kann die klinische Situation gefährlich verschlechtern.
Hyperkaliämie	*Kaliumsparende Diuretika* sind kontraindiziert, da sie zu K$^+$-Retention führen.
Acidose	*Carboanhydrase-Hemmstoffe* sind kontraindiziert, da sie eine Acidose bewirken können.

Risikosituationen

Elektrolytstörungen	Behebung vor Behandlungsbeginn. Insbesondere ältere Personen mit chronischen Erkrankungen (Herzinsuffizienz, u. a.) neigen zu Regulationsstörungen des Elektrolyt- und Wasserhaushalts.
Diabetes mellitus Hyperlipidämie Gicht	Besonders sorgfältige Überwachung der Patienten, da sich aufgrund der Stoffwechselwirkung von Diuretika die klinische Situation verschlechtern kann.

Hypercalcämie	Thiazid-Diuretika sollten vermieden werden, da sie zu Ca^{2+}-Retention führen.
Schwangerschaft	Verminderung der Plazenta-Durchblutung. Neugeborene können Elektrolyt- und Glucosestoffwechselstörungen aufweisen.
	In der Schwangerschaft sollten Diuretika äußerst zurückhaltend und nur bei Herzerkrankungen eingesetzt werden. Bei Spätgestose auftretende Ödeme werden wegen erhöhter Gefahr eingeschränkter Sauerstoffversorgung des Feten *nicht* mit Diuretika behandelt.
	In der Stillperiode sollten Diuretika abgesetzt werden, da sie in die Muttermilch übertreten.
Miktionsstörungen	Durch plötzlich einsetzende Harnflut kann es bei Miktionsstörungen (Prostatahyperplasie, u. a.) zu Harnverhalten mit akuter Überdehnung der Harnblase kommen.

Nierenversagen durch Arzneimittel, Umwelt- und Gewerbegifte[9]

Hohe Organempfindlichkeit durch Toxinanreicherung	Aufgrund starker Organdurchblutung (20–25% des Herzminutenvolumens) gelangen relativ große Toxinmengen in die Niere. Die Toxine werden glomerulär filtriert und häufig in den proximalen Tubuluszellen konzentriert. Außerdem führt die Einengung der Tubulusflüssigkeit durch Elektrolyt- und Wasserresorption zu einem relativen Anstieg der Toxinkonzentration im Tubuluslumen. Die Metabolisierung der Toxine in den Tubuluszellen kann die toxische Wirkung zusätzlich erhöhen.
Akutes Nierenversagen	Akute, häufig reversible Insuffizienz der glomerulotubulären Ausscheidungsfunktionen, die zu Oligurie bzw. Anurie mit Urämie führen kann.
Renale Vasokonstriktion, Abnahme der glomerulären Filtrationsrate	Verminderte Nierendurchblutung, direkte Gefäßwandschädigung im Glomerulus, Aktivierung des tubuloglomerulären Feedback bei verminderter tubulärer Elektrolyt- und Wasserresorption.
Akute tubuläre Nekrosen	Direkte Schädigung der Tubuluszellen, die zum Zelltod durch Nekrose führen kann. Nach initialer Zellschwellung kommt es zu Ruptur und Freisetzung zellulärer Bandstandteile, gefolgt von Entzündungsprozessen.
Intratubuläre Obstruktion	Verstopfung der Tubuli durch losgelöste geschädigte oder nekrotische Tubulusepithelzellen.

Regeneration nach toxischer Schädigung. Die Induktion von Hitzeschock-Proteinen, welche eine wichtige Rolle bei der Aufrechterhaltung der Proteinstruktur und beim Abbau geschädigter Proteine spielen, dürfte dazu beitragen, weitere toxische Zellschädigung abzuschwächen und Zelltod zu verhindern. Die Reparatur geschädigter Nephrone durch Proliferation, Migration und Differenzierung benachbarter Zellen wird wahrscheinlich durch Wachstumsfaktoren wie EGF (epidermal growth factor), IGF-1 (insulin-like growth factor-1), HGF (hepatocyte growth factor), u. a. gesteuert.

Chronisches Nierenversagen

Langsam eintretende, meist progrediente, irreversible Einschränkung der Nierenfunktion durch Ausfall funktionstüchtiger Nephrone. Durch Retention harnpflichtiger Substanzen entwickelt sich letztlich eine Urämie.

Chronische tubulo-interstitielle Nephritis

Tubulusatrophie, Verdickung der tubulären Basalmembran, Glomerulosklerose, diffuse Infiltration des Niereninterstitiums mit Lymphozyten, interstitielles Ödem.

Papillennekrose

Ischämische Nekrosen in der Mark-Papillar-Region.

Arzneimittel

Aminoglykoside

Antibiotika der Notfallmedizin wie etwa Gentamicin, Amikacin, Streptomycin. Bakterizide Wirkung vor allem bei aeroben gramnegativen Bakterien (Pseudomonas, Enterobacter, Klebsiella)

Hauptindikation: Schwere Sepsis, Endocarditis

Nierenschädigung in bis zu 25% der Behandlungsfälle; reversibel.

Akute proximal-tubuläre Nekrosen

Aminoglykoside sind hochpolare Kationen, die nach glomerulärer Filtration an luminale anionische Phospholipide proximaler Tubuluszellen binden. Durch anschließende Endozytose und Akkumulation in den Lysosomen wird vor allem der Abbau von Phospholipiden in den Lysosomen gehemmt (Bildung von Myeloidkörpern). Die intrazelluläre Freisetzung hoher Konzentrationen von Aminoglykosiden nach Ruptur der Lysosomen kann zu Zellnekrose führen.

Calciumreiche Diät scheint die Nephrotoxizität zu mildern. Wahrscheinlich hemmt Ca^{2+} die Bindung von Aminoglykosiden an die luminale Membran der Tubuluszellen.

Abnahme der glomerulären Filtrationsrate	Erhöhtes Angebot von nicht resorbiertem NaCl an der Macula densa aktiviert den tubuloglomerulären Feedback.

Amphotericin B

Antimykotikum mit breitem Wirkungsspektrum. Fungistatisch bis fungizide Wirkung nach Bindung an Ergosterin der Pilzzellwand.

Hauptindikation: Schwere systemische Mykosen mit Candida-Arten, Aspergillus, Cryptococcus, u. a.

Nierenschädigung in bis zu 80% der Behandlungsfälle; meist reversibel

Akute tubuläre Nekrosen	Vorwiegend proximal- und distal-tubulär. Hydrophobe Anlagerung von Amphotericin B an Cholesterin führt zu Permeabilitätssteigerung und Porenbildung in der luminalen Membran von Tubuluszellen. K^+-Verluste und verstärkte H^+-Rückdiffusion im spätdistalen Tubulus verursachen Hypokalämie und Acidose.
Abnahme der glomerulären Filtrationsrate	Erhöhtes Angebot von nicht resorbiertem NaCl an der Macula densa aktiviert den tubuloglomerulären Feedback.

Cyclosporin A

Ein lipophiles Peptid mit hoher immunsuppressiver Wirkung. Hemmung der Freisetzung von Interleukinen aus Makrophagen und T-Helferzellen.

Hauptindikation: Abstoßungsprophylaxe bei Organtransplantationen.

Nierenschädigung in bis zu 75% der Behandlungsfälle.

Akute Abnahme der glomerulären Filtrationsrate	Renale Vasokonstriktion, teilweise durch vermehrte lokale Bildung von Thromboxan und Endothelin (Mechanismus unklar).
Chronisches Nierenversagen	Bei Langzeittherapie kann es zu irreversibler interstitieller Fibrose, Wandverdickung der Arteriolen, Glomerulosklerose und Tubulusatrophie kommen. Persistierende Vasokonstriktion dürfte dabei ursächlich mitbeteiligt sein.

Cisplatin

Eine anorganische divalente Platinverbindung mit hoher antineoplastischer Wirkung. Hemmung der DNA-Synthese durch intra- und intermolekulare Verknüpfungen von DNA-Strängen.

Hauptindikation: Chemotherapie solider Tumoren.

	Nierenschädigung in bis zu 30% der Behandlungsfälle.
Akute proximal-tubuläre Nekrosen	Cisplatin-Metaboliten kumulieren in den Mitochondrien und hemmen mitochondriale Enzyme durch Reaktion mit SH-Gruppen. Fokale Zellnekrosen führen vor allem zu renalen K^+- und Mg^{2+}-Verlusten. Mit fortschreitender Nephrotoxizität wird die Effektivität der Harnkonzentrierung eingeschränkt und es kommt zu Polyurie.
	Eine Harnflußsteigerung mit dem osmotischen Diuretikum Mannit bewirkt eine gewisse Schutzwirkung gegen Cisplatin-Nephrotoxizität.
Abnahme der glomerulären Filtrationsrate	Erhöhtes Angebot von nicht resorbiertem NaCl an der Macula densa aktiviert den tubuloglomerulären Feedback.

Nicht-opioidartige Analgetika

Analgetika mit antipyretischen und antiphlogistischen Eigenschaften wie etwa Acetylsalicylsäure, Ibuprofen, Indometacin. Verminderte Prostaglandinbildung durch Hemmung der Cyclooxygenase.

Hauptindikation: Schmerz- und Fieberzustände, chronische Entzündungsprozesse.

	Nierenschädigung bei Langzeittherapie in bis zu 20% der Behandlungsfälle; oft irreversibel.
Akutes Nierenversagen im Hochdosisbereich	Die Synthesehemmung vasodilatatorischer Prostaglandine führt zu ungebremster renaler Vasokonstriktion durch Angiotensin II und Katecholamine.
Analgetikanephropathie nach Langzeittherapie	Irreversible interstitielle Nephritis and Papillennekrose zum Teil durch chronische medulläre Ischämie.
	Paracetamol: Die Biotransformation vor allem durch Cytochrom P-450 Monooxygenasen in Leber und Niere führt zur Bildung reaktiver Metaboliten (N-Acetyl-p-Benzochinonemin), die durch Bindung an proximale Tubulusproteine und direkte Gefäßschädigung nephrotoxisch wirken. Akut kann es zu proximal-tubulären Nekrosen, chronisch zu interstitieller Nephritis und Papillennekrose kommen.

Lithiumsalze

Therapie rezidivierender Manien und manisch-depressiver Zustandsbilder. Mechanismus der Gesamtwirkung unklar.

Polyurie	In bis zu 20% der Behandlungsfälle. Ursache ist eine verminderte Vasopressinwirkung im Sammelrohr (renaler Diabetes insipidus). Li^+ führt zu einer Abschwächung der cAMP-Bildung über den G-Protein gekoppelten V_2-Vasopressin-Rezeptor (Mechanismus unklar).

Röntgen-Kontrastmittel	Ionische (Iodamid, u. a.) und nicht-ionische (Iopamidol, u. a.) kontrastgebende Hilfsmittel bei Röntgenuntersuchungen. Die Substanzen haben eine hohe Osmolalität und sind potentiell nephrotoxisch, insbesondere bei vorbestehender Niereninsuffizienz, Proteinurie oder nephrotoxischer Arzneitherapie.
Akutes Nierenversagen	Verminderung der Nierendurchblutung durch Vasokonstriktion sowie proximal-tubuläre Nekrosen und intratubuläre Obstruktion durch losgelöste Zellen und ausgefallenes Protein.

Umwelt- und Gewerbegifte

Halogenierte aliphatische Kohlenwasserstoffe

	Wichtige organische Lösungsmittel. Nach Biotransformation zu hochreaktiven Metaboliten wirken sie organschädigend, unter anderem auch nephrotoxisch.
Proximal-tubuläre Nekrosen	**Trichlorethylen:** Wahrscheinlich entsteht durch renale ß-Lyase aus Glutathion-Konjugaten von Trichlorethylen ein hochreaktives, nephrotoxisches Thiol (Dichlorvinylcystein).
	Chloroform: Bei der Metabolisierung durch renale Cytochrom P-450 Monooxygenasen entsteht unter anderem Phosgen, welches durch kovalente Bindung an zelluläre Makromoleküle nephrotoxisch wirkt.

Quecksilber

	Nierenschäden treten insbesondere durch anorganische Quecksilberverbindungen auf, die in der Nierenrinde angereichert werden. Die toxischen Wirkungen beruhen vor allem auf der Reaktion von Quecksilber mit freien SH-Gruppen von Proteinen.
Akute proximal-tubuläre Nekrosen	Bei akuten Vergiftungen reagieren die Nieren zunächst mit Polyurie, gefolgt von Oligurie bzw. Anurie mit Urämie. Komplexe von Quecksilber mit Glutathion und Cystein werden im Organismus zu Mercaptursäuren abgebaut, die über das Transportsystem für organische Anionen in proximale Tubuluszellen aufgenommen und angereichert werden. Die Reaktion des angereicherten Quecksilbers mit zellulären Proteinen führt zu Zellnekrosen.
Chronische Glomerulusschäden	Bei chronischer Exposition dominieren Gefäßwandschädigungen im Glomerulus durch direkte Wirkungen von Quecksilber und Ablagerung von Immunkomplexen.

Blei

	Chronische Exposition kann neben Anämie, Neuropathien und Koliken auch zu Bleinephropathie führen.
Tubulointerstitielle Nephritis	Die Akkumulation von Blei-Protein-Komplexen in Zellkern, Lysosomen und Mitochondrien führt zu Funktionsstörungen der Tubuluszellen mit Glucosurie, Proteinurie, Hämaturie und im Endstadium zur Entwicklung einer Schrumpfniere.

Cadmium

Cadmium ist ein bedeutendes Umweltgift. Nierenfunktionsstörungen werden nur bei chronischer Cadmiumvergiftung beobachtet.

Tubulointerstitielle Nephritis

In der Leber gebildete Cadmium-Metallothionein-Komplexe gelangen in die Niere, werden glomerulär filtriert und proximal-tubulär rückresorbiert. Durch Abbau der Komplexe in den Lysosomen wird Cadmium freigesetzt, welches Tubulusschäden verursacht, die vor allem zu Proteinurie und Glucosurie führen.

Verzeichnis der Handelspräparate[23]

Schleifen-Diuretika

Wirkstoff	Handelsname	
Azosemid	LURET	[D]
Bumetanid	BURINEX	[A,D,CH]
Etacrynsäure	EDECRIN	[A]
	HYDROMEDIN	[D]
	Andere	
Etozolin	ELKAPIN	[D]
Furosemid	LASIX	[A,D,CH]
	Andere	
Piretanid	ARELIX	[A,D,CH]
Torasemid	TOREM	[D,CH]
	UNAT	[A,D]

[...] Registriert in Österreich (A), Bundesrepublik Deutschland (D) und Schweiz (CH).

Thiazid-Diuretika

Wirkstoff	Handelsname	
Bendroflumethiazid	SINESALIN	[A,CH]
Butizid	SALTUCIN	[A,D]
Chlortalidon	HYGROTON	[A,D,CH]
Hydrochlorothiazid	ESIDREX	[A,CH]
	HCT-ISIS	[D]
	Andere	
Indapamid	FLUDEX	[A,CH]
	NATRILIX	[D]
	Andere	
Mefrusid	BAYCARON	[D]
Metolazon	BIROBIN	[A]
	ZAROXOLYN	[D,CH]
Xipamid	AQUAPHORIL	[A]
	AQUAPHOR	[D]

[...] Registriert in Österreich (A), Bundesrepublik Deutschland (D) und Schweiz (CH).

Kaliumsparende Diuretika

Wirkstoff	Handelsname	
Amilorid	MIDAMOR	[A,CH]
Triamteren	JATROPUR	[D]
	DYRENIUM	[CH]

[...] Registriert in Österreich (A), Bundesrepublik Deutschland (D) und Schweiz (CH).

Carboanhydrase-Hemmstoffe

Wirkstoff	Handelsname	
Acetazolamid	DIAMOX	[A,D,CH]
	Andere	
Diclofenamid	GLAUCOL	[A]
	DICLOFENAMID-Tabletten	[D]
	ORATROL	[CH]
Dorzolamid	TRUSOPT	[A,D,CH]

[...] Registriert in Österreich (A), Bundesrepublik Deutschland (D) und Schweiz (CH).

Osmotische Diuretika

Wirkstoff	Handelsname	
Mannit	Mannit „Fresenius"	[A]
	MANNITOL „Bichsel"	[CH]
	OSMOFUNDIN	[A, D]
	Andere	
Sorbit	SORBIT „Fresenius"	[A]
	TUTOFUSIN	[D]
	Andere	

[...] Registriert in Österreich (A), Bundesrepublik Deutschland (D) und Schweiz (CH).

RENIN-ANGIOTENSIN-ALDOSTERON

Das Renin-Angiotensin-Aldosteron-System spielt eine wichtige Rolle bei der Regulation des Blutdrucks und der Aufrechterhaltung des Wasser- und Elektrolytgleichgewichts.

Renin-Angiotensin-Systeme sind endokrin und lokal wirksam

Endokrines Renin-Angiotensin-System. Systemische Wirkung durch im Blut gebildetes Angiotensin.

Lokale Renin-Angiotensin-Systeme. Organspezifische Wirkung durch lokal gebildetes Angiotensin etwa in Niere, Nebenniere, Herz oder ZNS.

Renin wird in der Niere freigesetzt, wenn das Plasmavolumen abnimmt und der Blutdruck sinkt[10]

Bildung von Renin

Granulierte juxtaglomeruläre Zellen der Niere

Spezialisierte Zellen in der Wand der afferenten Arteriole des Glomerulus, die Renin über verschiedene Vorstufen bilden und in sekretorischen Bläschen speichern.

Freisetzung von Renin

Chemiosmotische Exozytose in die Blutbahn, die durch Ca^{2+} gehemmt und durch cAMP gefördert wird

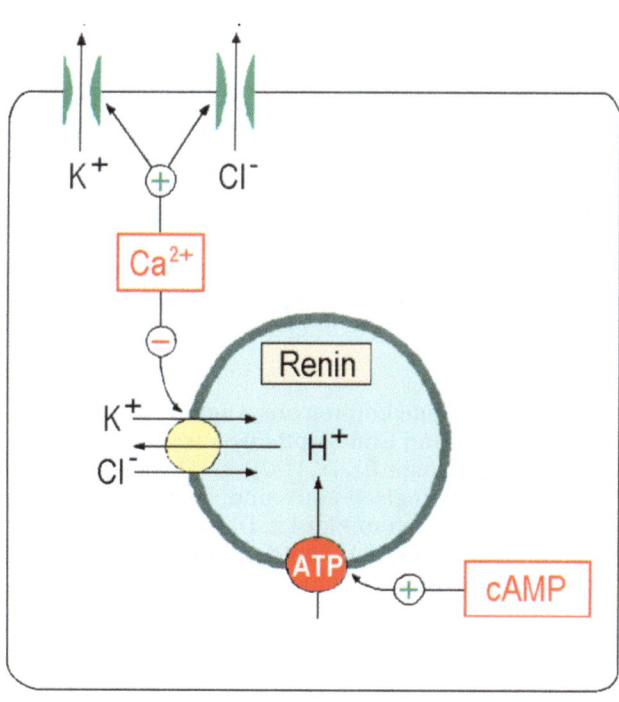

Bild 2-1 **Modell einer Renin-bildenden Zelle.** Durch eine H-ATPase (Protonen-ATPase) wird in den Reninspeichernden Bläschen eine hohe H^+-Konzentration aufrechterhalten. Das H^+-Gefälle ins Zytoplasma ermöglicht über einen KCl,H-Antiport die kontrollierte Aufnahme von KCl in die Bläschen, gefolgt von einem Wassereinstrom und osmotischer Schwellung, die die Exozytose von Renin einleitet.

Ein Ca^{2+}-Anstieg im Zytoplasma unterdrückt die Exozytose wahrscheinlich durch Hemmung des KCl,H-Antiports und indirekt durch KCl-Abfall im Zytoplasma aufgrund einer Aktivierung Ca^{2+}-sensitiver K- und Cl-Kanäle in der Plasmamembran. Ein Anstieg von cAMP fördert die Exozytose über Anregung der H-ATPase.

Auslösung der Reninsekretion

Renale Minderdurchblutung

Druckabfall in der afferenten Arteriole des Glomerulus vermindert wahrscheinlich den Ca^{2+}-Einstrom in den juxtaglomerulären Zellen über mechano-sensitive Ca^{2+}-Kanäle. Die hemmende Wirkung von Ca^{2+} auf die Reninfreisetzung wird abgeschwächt.

Verminderte NaCl-Anflutung an die Macula densa. Die geringe NaCl-Aufnahme über den Na,K,2Cl-Symport an den Zellen der Macula densa fördert über einen noch unklaren Mechanismus die Freisetzung von Prostaglandinen (Prostacyclin, PGE_2), welche als parakrine Botenstoffe an den juxtaglomerulären Zellen über einen cAMP-Anstieg die Reninsekretion stimulieren. Umgekehrt wird bei gesteigerter NaCl-Anflutung an die Macula densa Adenosin freigesetzt (tubuloglomerulärer Feedback), welches die Reninsekretion hemmt.

- *Schleifen-Diuretika* steigern die Renin-Sekretion, indem sie über Hemmung des Na,K,2Cl-Symports an den Zellen der Macula densa indirekt die Prostaglandinfreisetzung fördern.
- *Nicht-opioidartige Analgetika* vermindern die Reninfreisetzung, indem sie die Prostaglandinbildung hemmen.

Erhöhter Sympathikustonus

$ß_1$-Adrenozeptor-Stimulierung an den juxtaglomerulären Zellen fördert über einen cAMP-Anstieg die Reninfreisetzung.

- *ß-Adrenozeptor-Antagonisten* vermindern die adrenerge Reninfreisetzung.

Renin ist eine Protease

Renin spaltet im Blutplasma aus dem in der Leber gebildeten Angiotensinogen Angiotensin I ab. Aus Angiotensin I wird durch das Angiotensin-Konversions-Enzym (ACE) vor allem in der luminalen Membran der Lungengefäßendothelien Angiotensin II (Oktapeptid) freigesetzt. Eine negative Rückkoppelung auf die Reninfreisetzung durch Angiotensin II ermöglicht eine Feinregulierung der endokrinen Kaskade.

In geringer Menge können aus Angiotensin I und II durch Amino- und Endopeptidasen weitere Fragmente (Angiotensin III, IV, [1-7]) gebildet werden, die zum Teil biologisch aktiv sind, deren genaue Funktion aber noch unklar ist. Darüber hinaus gibt es wahrscheinlich auch Renin- und ACE-unabhängige Angiotensin II-Bildung, bespielsweise durch Cathepsin G oder kardiale Chymase.

Das Angiotensin-Konversions-Enzym ist wenig spezifisch (ident mit Kininase II) und inaktiviert auch Kinine (Bradykinin, Kallidin) und Substanz P.

Glucocorticoide und *Östrogene* fördern Synthese und Freisetzung von Angiotensinogen und damit auch die Angiotensin II-Bildung.

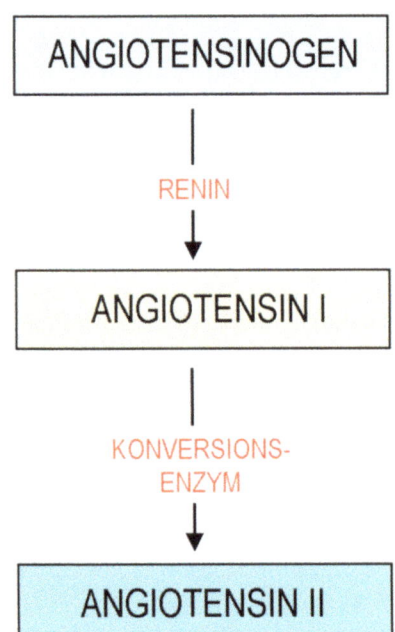

Angiotensin II bewirkt einen Anstieg des Plasmavolumens und des Blutdrucks

Angiotensin II wirkt vor allem über den G-Protein gekoppelten AT_1-Angiotensin-Rezeptor

- *Ca^{2+}-Anstieg im Zytoplasma.* Die Aktivierung von Phospholipase C-ß über ein G_q-Protein führt zur Freisetzung von Inositol-1,4,5-triphosphat (IP_3) und von Diacylglycerin. IP_3 mobilisiert Ca^{2+} aus intrazellulären Ca^{2+}-Speichern über Aktivierung IP_3-sensitiver Ca^{2+}-Kanäle. Diacylglycerin bewirkt über Aktivierung von Proteinkinase C die Phosphorylierung spezifischer Zellproteine.
- *cAMP-Abfall im Zytoplasma.* Die Hemmung der Adenylylcyclase über ein G_i-Protein führt über einen cAMP-Abfall zu verminderter Phosphorylierungsaktivität der Proteinkinase A.
- *Stimulierung des Zellwachstums* vor allem in Gefäß- und Herzmuskelzellen. Die Aktivierung von Phosphorylierungskaskaden über MAP-Kinase (*M*itogen *A*ktivierte *P*rotein-Kinase) und Tyrosin-Kinase führt zu gesteigerter Expression von Proto-Onkogenen (c-fos, c-jun, c-myc), deren Produkte die Transkription anderer Gene aktivieren, die an der Regulation des Zellwachstums beteiligt sind.

AT_2-Angiotensin-Rezeptoren wurden vor allem im fetalen Gewebe nachgewiesen und dürften an der Regulation von K-Kanälen und Protein-Tyrosin-Phosphatasen beteiligt sein, ihre funktionelle Rolle ist jedoch noch unklar.

Zusätzliche Angiotensin-Rezeptoren existieren möglicherweise für Angiotensin III und IV.

Angiotensin II fördert die Natrium- und Wasserrückresorption in der Niere

Direkte Förderung der Na^+-Resorption im proximalen Tubulus

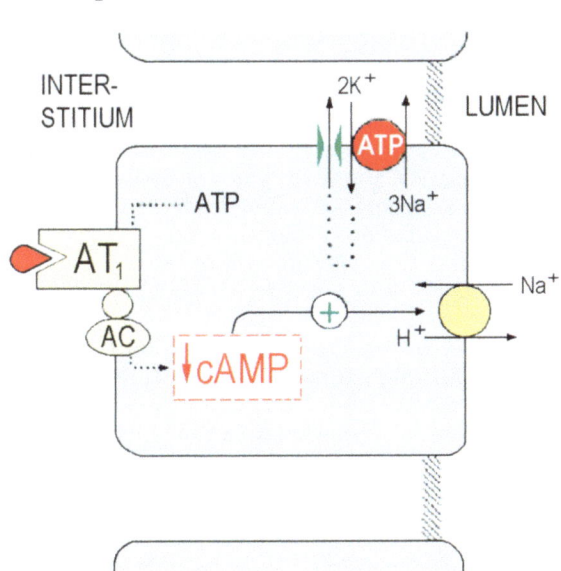

Bild 2-2 **Modell der Angiotensin II-Wirkung im proximalen Tubulus.** Über AT_1-Angiotensin-Rezeptoren wird die Adenylylcyclase (AC) gehemmt. Mit dem Abfall von cAMP in der Zelle sinkt die Phosphorylierungsaktivität der Proteinkinase A. Es wird mehr Na^+ resorbiert, unter anderem deshalb, weil die Affinität des luminalen Na,H-Antiports für Na^+ im nicht-phosphorylierten Zustand höher ist als im phosphorylierten Zustand.

Indirekte Förderung der Na⁺-Resorption über Aldosteronwirkung	Angiotensin II fördert in der Nebennierenrinde die Freisetzung von Aldosteron, welches die renale Na⁺-Resorption stimuliert. Die Aktivierung von AT_1-Angiotensin-Rezeptoren führt zu einem Ca^{2+}-Anstieg in den Zellen der Zona glomerulosa, wodurch Ca^{2+}-abhängige Syntheseschritte der Aldosteronbildung gefördert werden.

Angiotensin II bewirkt Vasokonstriktion

Direkte Vasokonstriktion	Über AT_1-Angiotensin-Rezeptoren Ca^{2+}-Anstieg im Zytoplasma der Gefäßmuskelzellen, der zu Kontraktion führt.
Indirekte Vasokonstriktion über Sympathikuswirkung	Förderung der Noradrenalinfreisetzung an sympathischen Nervenendigungen über präsynaptische AT_1-Angiotensin-Rezeptoren. Verstärkung der Adrenalinfreisetzung im Nebennierenmark durch Depolarisation chromaffiner Zellen. Außerdem scheint Angiotensin II zentral den Sympathikustonus zu erhöhen.
	Hypertrophe Veränderungen an Gefäß- und Herzmuskelzellen. Über AT_1-Angiotensin-Rezeptoren Stimulierung der Zellproliferation. Lokal gebildetes Angiotensin II dürfte an der Entwicklung einer Hypertrophie und an fibrosierenden Vorgängen im Myokard zumindest mitbeteiligt sein.

Aldosteron fördert die Resorption von Natrium und die Ausscheidung von Kalium und Protonen über die Niere[11]

Bildung von Aldosteron	Aldosteron ist ein Steroid. Ausgehend von Cholesterin wird es in einem mehrstufigen Prozeß synthetisiert und durch Diffusion in die Blutbahn freigesetzt. Die Regulation der Sekretion erfolgt durch Aktivitätsänderung der synthetisierenden Enzyme.
Zona glomerulosa der Nebennierenrinde	
	Aldosteron wird rasch metabolisiert und vorwiegend renal ausgeschieden. (Halbwertszeit <30 min)
Zwei wichtige Stimulatoren der Aldosteronfreisetzung	**Mechanismus:** Ca^{2+}-Anstieg in den Zellen der Zona glomerulosa fördert Ca^{2+}-abhängige Syntheseschritte der Aldosteronbildung: Cholesterin → Pregnenolon Corticosteron → Aldosteron
Angiotensin II	*AT_1-Angiotensin-Rezeptor-Aktivierung* führt zu Ca^{2+}-Anstieg in den aldosteronbildenden Zellen.
Hyperkaliämie	*Direkte Wirkung*: Hyperkaliämie depolarisiert die aldosteronbildenden Zellen, sodaß es über spannungsabhängige Ca-Kanäle zu verstärktem Ca^{2+}-Einstrom in die Zelle kommt.

Indirekte Wirkung: Hyperkalämie fördert in der Nebenniere über einen noch unklaren Mechanismus die lokale Bildung von Angiotensin II, welches über AT_1-Angiotensin-Rezeptoren zu einem Ca^{2+}-Anstieg in den aldosteronbildenden Zellen führt.

Stimulierend auf die Aldosteronfreisetzung können auch Adrenocorticotropes Hormon (ACTH), Hyponaträmie und Acidose wirken, während Dopamin und Atriale Natriuretische Peptide die Aldosteronfreisetzung unterdrücken.

Hauptwirkort von Aldosteron

Spätdistaler Tubulus und kortikale Sammelrohre

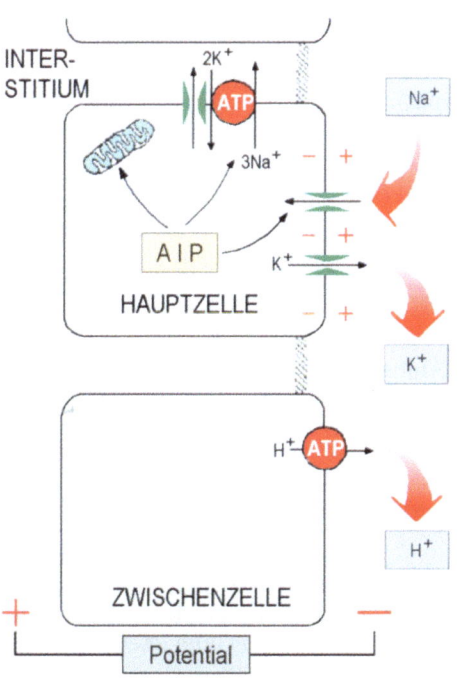

Bild 2-3 Modell der Aldosteronwirkung in Epithelzellen des spätdistalen Tubulus. Aldosteron diffundiert über die basolaterale Membran in die Zelle und bindet im Zytoplasma an ein spezifisches Rezeptorprotein (Mineralocorticoid-Rezeptor). Der Aldosteron-Rezeptor-Komplex gelangt in den Zellkern, bindet an spezifische DNA-Sequenzen und reguliert die Expression multipler Genprodukte (AIP: Aldosteron-induzierte Proteine).

In einer *frühen Primärwirkung* wird in den Hauptzellen über Stimulierung aktiver und/oder Rekrutierung stummer Na-Kanäle der luminale Na^+-Einstrom gesteigert.

In einer *verzögerten Sekundärwirkung* wird unter anderem die Neubildung und der Einbau von Na,K-ATPase-Molekülen in die basolaterale Zellmembran angeregt und die ATP-Bereitstellung aus den Mitochondrien gesteigert.

Aldosteron wirkt als Mineralocorticoid

Steigerung der Resorption von Na^+ und der Sekretion von K^+ und H^+

Gesamteffekt ist eine erhöhte luminale Na^+-Aufnahme und basolaterale Pumpaktivität. Der vermehrte Na^+-Transport durch die Zelle ohne begleitendes Anion bewirkt eine Zunahme der treibenden Kräfte für die K^+-Sekretion in die Tubulusflüssigkeit und fördert über Aufbau einer lumen-negativen elektrischen Potentialdifferenz die H^+-Ausscheidung.

Substitutionstherapie mit Mineralocorticoiden

Primäre Nebennierenrinden-Insuffizienz (Morbus Addison)	*Fludrocortison* (synthetisches Mineralocorticoid) kombiniert mit Glucocorticoiden. Kennzeichnend für die Erkrankung ist ein Mangel an Mineralo- und Glucocorticoiden mit Hyponaträmie, Hyperkalämie, Gewichtsverlust, Pigmentierung. Bei sekundärer Nebennierenrinden-Insuffizienz ist eine Substitutionstherapie meist nicht notwendig, da eine gewisse Aldosteronsekretion erhalten bleibt.
Adrenogenitales Syndrom mit Salzverlust	*Fludrocortison* (synthetisches Mineralocorticoid) kombiniert mit Glucocorticoiden. Kennzeichnend für die Erkrankung ist eine Synthesestörung von Mineralo- und Glucocorticoiden durch einen angeborenen Enzymdefekt.

Orthostatische Kreislaufstörungen können ebenfalls mit Fludrocortison behandelt werden (Kurzzeittherapie).

Hyperaldosteronismus kann mit Aldosteron-Antagonisten behandelt werden

Mechanismus

Kompetitive Hemmung der Aldosteronbindung an den Mineralocorticoid-Rezeptor	Der von Aldosteron-Antagonisten besetzte Mineralocorticoid-Rezeptor ist biologisch nicht aktiv.

Wirkstoffe

Spironolacton *Kaliumcanrenoat*	Der wirksame Metabolit ist Canrenon. Kaliumcanrenoat ist im Gegensatz zum schwer löslichen Spironolacton zur parenteralen Gabe geeignet.

Wirkung

Renaler Na^+-Verlust, Retention von K^+ und H^+	Aufhebung der Aldosteronwirkung in den Zellen des spätdistalen Tubulus und der kortikalen Sammelrohre. Keine Wirksamkeit bei niedriger Aldosteronsekretion (kochsalzreiche Ernährung, Nebennierenrindeninsuffizienz)

Klinische Anwendung

Hyperaldosteronismus	**Primärer Hyperaldosteronismus** bei aldosteronbildenden Neoplasmen der Nebennierenrinde (Conn-Syndrom).

Sekundärer Hyperaldosteronismus etwa bei chronischer Herzinsuffizienz oder Leberzirrhose. Die Abnahme des effektiven zirkulierenden Blutvolumens führt zu Aktivierung des Renin-Angiotensin-Aldosteron-Systems. Außerdem ist der Abbau von Aldosteron in der Leber vermindert.

Unerwünschte Wirkungen

Hyperkalämie mit Tendenz zu Acidose, Hyponaträmie	Hemmung der Aldosteronwirkung führt zu K^+- und H^+-Retention und zu Na^+-Verlusten. Eine gleichzeitige Therapie mit Kaliumsalzen, Kaliumsparenden Diuretika oder ACE-Hemmern erhöht das Risiko einer Hyperkalämie und muß daher vermieden werden.
Gynäkomastie, Impotenz, Hirsutismus, Amenorrhoe, Stimmveränderungen	Zurückzuführen auf die Steroidstruktur der Aldosteron-Antagonisten. Gynäkomastie bei 30–60% der Patienten nach Langzeittherapie.
Gastrointestinale Störungen	Diarrhoe, Gastritis, peptische Ulcera.
Zentralnervöse Beschwerden	Kopfschmerz, Lethargie, Verwirrtheitszustände.
Allergische Reaktionen	Exantheme.

Toxikologische Eigenschaften. Bei Metabolisierung können kanzerogene Epoxide entstehen, die bei Ratten nach chronisch hochdosierter Gabe zu Tumorbildungen führten.

Kontraindikationen

Hyperkalämie Hyponaträmie Niereninsuffizienz	Gefahr schwerer Elektrolytentgleisungen.
Peptische Ulcera	Gefahr einer signifikanten Verschlechterung der klinischen Situation.
Bekannte Überempfindlichkeit	Gefahr schwerer allergischer Reaktionen.
Schwangerschaft	Risiko fetotoxischer Wirkungen aufgrund der Steroidstruktur (antiandrogene Effekte).

ACE-Hemmer spielen eine zentrale Rolle bei der Therapie von Hypertonie und chronischer Herzinsuffizienz[12]

Mechanismus

    Kompetitive Hemmung des Angiotensin-Konversions-Enzyms (ACE)

- Verminderte Angiotensin II-Bildung.
- Abbauverzögerung von Kininen (Bradykinin, Kallidin) und Substanz P.

Wirkstoffe

    Captopril
    Enalapril

Zahlreiche synthetische Analoge von Angiotensin I, die oft als inaktive Vorstufen („prodrugs") vorliegen, die erst in der Leber aktiviert werden. Außer bei *Fosinopril* und *Spirapril* erfolgt die Elimination überwiegend renal. *Lisinopril* wird nicht in der Leber metabolisiert und ist daher bei Leberfunktionsstörungen vorteilhaft.

Wirkung

    Vasodilatation

- Abnahme der direkten Angiotensin II-vermittelten Vasokonstriktion.
- Indirekte Vasodilatation durch Abnahme Angiotensin II-induzierter Sympathikusstimulierung.
- Anstieg von Bradykinin, das über Anregung der Bildung von vasodilatierendem NO und Prostacyclin gefäßerweiternd wirkt.

    Abnahme der Na^+- und Wasserretention

Hemmung der durch Angiotensin II stimulierten Aldosteronsekretion.

    Langfristig Abnahme hypertropher Herz- und Gefäßveränderungen

Angiotensin II hat wachstumsfördernde Effekte an Gefäß- und Herzmuskelzellen. Lokal gebildetes Angiotensin II dürfte an der Entwicklung einer Hypertrophie und an fibrosierenden Vorgängen im Myokard mitbeteiligt sein.

Klinische Anwendung

    Hypertonie

ACE-Hemmer sind Antihypertensiva der Wahl und werden bei milder bis mäßiggradiger Hypertonie eingesetzt, oft in Kombination mit Diuretika oder Ca-Kanal-Hemmer.

    Chronische Herzinsuffizienz

Nachlastsenkung und Abnahme der Na^+- und Wasserretention durch Normalisierung der Aldosteron- und Vasopressinsekretion, die ebenfalls durch Angiotensin II angeregt werden kann. Neben der Verminderung systemischer Angiotensin II-Bildung dürfte auch die Hemmung eines lokalen Renin-Angiotensin-Systems im Herz zum Tragen kommen. Therapieerfolg meist erst nach 8–10 Wochen.

Nachbehandlung bei Myokardinfarkt	Bei linksventrikulärer Funktionseinschränkung wird die Mortalität gesenkt. Die Nachbehandlung mit ACE-Hemmern sollte möglichst früh, jedenfalls nicht später als 16 Tage nach Infarkt begonnen werden und sollte zumindest für 6 Wochen aufrechterhalten werden.
Diabetische Nephropathie	Diabetes mellitus kombiniert mit Hypertonie kann in der Niere zu progredienter Zerstörung der glomerulären Struktur und zu Glomerulosklerose führen.
	ACE-Hemmer vermindern über verschiedene Wirkungen die Progression der Niereninsuffizienz: • Blutdrucksenkende Wirkung. • Verminderung des glomerulären Kapillardrucks, da Angiotensin II eine Konstriktion der efferenten Arteriolen bewirkt. • Antiproliferative Wirkung. • Erhöhung der Selektivität des glomerulären Filters; möglicherweise wird dadurch der Kontakt der Mesangiumzellen mit proliferierend wirkenden Proteinfaktoren vermindert.
	ACE-Hemmer scheinen außerdem die Insulinsensitivität zu verbessern und cholesterinsenkend zu wirken.

Unerwünschte Wirkungen von ACE-Hemmern sind vor allem Blutdruckabfall, Reizhusten und Nierenfunktionsstörungen

Blutdruckabfall	Stark dosisabhängig, vor allem von der Anfangsdosis. Erhöhte Gefahr bei Herzinsuffizienz und Zusatztherapie mit Diuretika oder Antihypertensiva, weshalb in diesen Fällen die Behandlung einschleichend, mit niedrigen Dosen und unter gründlicher Überwachung des Patienten durchgeführt werden muß.
Reizhusten	Relativ häufig (~10%) trockener Reizhusten, insbesondere bei Frauen. Ursache ist wahrscheinlich eine Akkumulation von Bradykinin, Substanz P und/oder Prostaglandinen in der Lunge. Meist verschwindet der Reizhusten innerhalb von 4 Tagen nach Absetzen der Therapie.
Nierenfunktionsstörungen	
Niereninsuffizienz	Gefahr einer Verschlechterung der Nierenfunktion bei Herzinsuffizienz, vorgeschädigter Niere oder Nierenarterienstenose. Die Einschränkung der Nierenfunktion ist Ausdruck der Wirkungsabschwächung von Angiotensin II auf die glomeruläre Filtrationsrate. Angiotensin II ist wesentlich an der Aufrechterhaltung einer adäquaten glomerulären Filtrationsrate bei niedrigem renalen Perfusionsdruck

	beteiligt, indem es eine Konstriktion der efferenten Arteriole bewirkt.
Hyperkaliämie	Verminderte Aldosteronbildung führt zu K^+-Retention, insbesondere bei Niereninsuffizienz.
	Proteinurie tritt selten auf und ist oft spontan reversibel.

Unspezifische und seltene Störungen

Hautausschlag	Gelegentlich (~5%) Exantheme, Urtikaria und Juckreiz, zum Teil mit Fieber; meist reversibel bei Dosisreduktion oder Absetzen. Vereinzelt Photosensibilisierung.
Geschmacksstörungen	Vereinzelt (~2%) reversible Veränderung oder Verlust der Geschmacksempfindung.
Angioneurotisches Ödem Leukopenie	Selten (~0,1%), aber schwerwiegend. Bradykininakkumulation könnte ursächlich mitbeteiligt sein. Angioneurotisches Ödem (Gesicht, Lippen, Zunge, Extremitäten) mit Larynxschwellung kann aufgrund der Atemwegsobstruktion lebensbedrohlich sein. Ein sofortiges Absetzen des Präparats ist erforderlich.

Arzneimittelwechselwirkungen

Abschwächung der blutdrucksenkenden Wirkung	• *Antacida* können die Bioverfügbarkeit von ACE-Hemmern vermindern. • *Nicht-opioidartige Analgetika* können durch Hemmung der Prostaglandinsynthese den Anstieg vasodilatierender Prostaglandine (Prostacyclin) unter ACE-Blockade verhindern.
Verstärkung der blutdrucksenkenden Wirkung	Ein additiver blutdrucksenkender Effekt kann bei gleichzeitiger Verabreichung anderer *Antihypertensiva* oder hypotensiver *Narkotika* (Halothan) eintreten.
Erhöhtes Risiko unerwünschter Wirkungen	**Hyperkaliämie.** Erhöhtes Risiko bei Begleittherapien, die zu verstärktem K^+-Anstieg im Plasma führen können: • *Kaliumsparende Diuretika.* Indirekte K^+-Retention durch Na-Kanalblockade im spätdistalen Tubulus. • *Aldosteron-Antagonisten.* Hemmung Aldosteron geförderter K^+-Sekretion. • *ß-Adrenozeptor-Antagonisten.* Hemmung $ß_1$-adrenerger Reninsekretion. • *Kaliumgaben.* **Leukopenie.** Risikosteigerung durch Zusatztherapie mit Immunsupressiva, Zytostatika und anderen myelosuppressiven Pharmaka.

Kontraindikationen und Risikosituationen für ACE-Hemmer

Kontraindikationen

Nierenarterienstenose	Gefahr von akutem Nierenversagen, da bei Nierenarterienstenose die glomeruläre Filtration entscheidend von einem intakten Renin-Angiotensin-System abhängig ist.
Anamnestisch bekanntes angioneurotisches Ödem oder Überempfindlichkeit	Gefahr schwerer, lebensbedrohlicher Reaktionen.
Schwangerschaft	Risiko von Fetopathien (Wachstumsverzögerung, Verminderung der Fruchtwassermenge, Nierenschäden) bei Exposition im 2. und 3. Trimenon. Die Fetopathien sind vermutlich auf einen Blutdruckabfall beim Fetus zurückzuführen.

Risikosituationen

Nierenfunktions- und Elektrolytstörungen	Die Dosierung muß der Nierenfunktionsstörung angepaßt werden. Vorbestehende Hyperkalämie, insbesondere bei eingeschränkter Nierenfunktion, kann durch ACE-Hemmer signifikant verstärkt werden.
Koronarinsuffizienz Zerebralsklerose	Blutdruckabfall durch ACE-Hemmer erhöht das Risiko von Myokardinfarkt und zerebrovaskulären Zwischenfällen.
Gestörte Immunreaktion	Begleitende Autoimmun- und Kollagenkrankheiten, sowie Zusatzbehandlung mit Immunsuppressiva oder Zytostatika, erhöhen die Gefahr von Leukopenie unter einer Therapie mit ACE-Hemmern.
Obstruktive Lungenerkrankungen	Verschlechterung der klinischen Situation durch unerwünschte pulmonale Wirkungen von ACE-Hemmern.

Angiotensin II-Rezeptor-Antagonisten, eine neue Klasse von Antihypertensiva[13]

Mechanismus

Selektive Hemmung von AT_1-Angiotensin-Rezeptoren	Die blutdrucksenkende Wirkung ist der von ACE-Hemmern vergleichbar. Potentielle Vorteile gegenüber ACE-Hemmern: • Kein reaktiver Anstieg von Renin und Angiotensin I aufgrund von ACE-Blockade, der kompetitiv die Wirkung von ACE-Hemmern abschwächt.

- Wirkungsaufhebung auch von ACE-unabhängig gebildetem Angiotensin II.
- Aufgrund fehlender Akkumulation von Bradykinin scheint Reizhusten seltener vorzukommen.

Wirkstoffe

Losartan

Verschiedene Nicht-Peptidsubstanzen, die zum Teil noch in klinischer Erprobung sind.

Klinische Anwendung

Hypertonie

Mittel der Reserve aufgrund mangelnder Langzeiterprobung. Laufende Studien (ELITE, 1997) weisen auch auf eine Senkung der Mortalität bei Herzinsuffizienz hin.

Gelegentlich (1–3%) unerwünschte Schlafstörungen, Schwindel, Blutdruckabfall, Hyperkaliämie, Husten, Diarrhoe, Muskelschmerzen.

Schwangerschaft: Risiko von Fetopathien

Neuentwicklungen[14]

Renin-Inhibitoren

Kompetitive Hemmung von Renin durch Angiotensinogen-Analoge

Noch nicht erprobte Antihypertensiva (Enalkiren, Remikiren, u. a.).

Dualhemmstoffe von ACE und neutraler Endopeptidase

ACE-Blockade kombiniert mit protrahierter ANP-Wirkung

Neutrale Endopeptidase inaktiviert ANPs (*A*triale *N*atriuretische *P*eptide), die bei Hypervolämie aus dem Vorhofmyokard freigesetzt werden und über Förderung der Harnausscheidung (Na^+-Resorptionshemmung im Sammelrohr) und Vasodilatation blutdrucksenkend wirken.

Es sind derzeit Substanzen in Entwicklung, die sowohl ACE als auch neutrale Endopeptidase hemmen. Die Verminderung der Angiotensinbildung und gleichzeitige Hemmung des ANP-Abbaus lassen eine breitgefächerte antihypertensive Wirkung erwarten, insbesondere bei kombinierter Hypertonie und Hypervolämie.

Verzeichnis der Handelspräparate [23]

ACE-Hemmer

Wirkstoff	Handelsname	
Benazepril	CIBACEN	[A, D, CH]
Captopril	LOPIRIN	[A, D, CH]
	Andere	
Cilazapril	INHIBACE	[A, CH]
	DYNORM	[D]
Enalapril	RENITEC	[A]
	RENITEN	[CH]
	XANEF	[D]
	Andere	
Fosinopril	FOSITEN	[A, CH]
	DYNACIL	[D]
	Andere	
Lisinopril	ACEMIN	[A]
	ACERBON	[D]
	PRINIL	[CH]
	Andere	
Moexipril	FEMPRESS	[A, D]
Perindopril	COVERSUM	[A, D, CH]
Quinapril	ACCUPRO	[A, D, CH]
	Andere	
Ramipril	HYPREN	[A]
	DELIX	[D]
	TRIATEC	[CH]
	Andere	
Spirapril	SANDOPRIL	[A]
	QUADROPRIL	[D]
	CARDIOPRIL	[CH]
Trandolapril	GOPTEN	[A, D, CH]
	Andere	

[...] Registriert in Österreich (A), Bundesrepublik Deutschland (D) und Schweiz (CH).

Aldosteron-Antagonisten

Wirkstoff	Handelsname	
Kaliumcanrenoat	ALDACTONE-Ampullen	[A, D]
	SPIROCTAN	[CH]
	Andere	
Spironolacton	ALDACTONE	[A, D, CH]
	Andere	

[...] Registriert in Österreich (A), Bundesrepublik Deutschland (D) und Schweiz (CH).

Angiotensin-Antagonisten

Wirkstoff	Handelsname	
Candesartan	ATACAND	[A, D, CH]
	Andere	
Eprosartan	TEVETEN	[A]
Irbesartan	APROVEL	[A, D, CH]
	Andere	
Losartan	COSAAR	[A, CH]
	LORZAAR	[D]
Valsartan	DIOVAN	[A, D, CH]

[...] Registriert in Österreich (A), Bundesrepublik Deutschland (D) und Schweiz (CH).

Vasopressin 3

Vasopressin (antidiuretisches Hormon, ADH) ist ein Peptidhormon (zyklisches Nonapeptid). Es spielt eine zentrale Rolle bei der Regulation der Osmolalität der Körperflüssigkeiten.

Vasopressin wird im Hypophysenhinterlappen freigesetzt, wenn die Osmolalität im Plasma steigt und das Plasmavolumen abnimmt

Bildung von Vasopressin

Supraoptische und paraventrikuläre Kerne des Hypothalamus

Vasopressin wird über verschiedene Vorstufen in den Zellkörpern spezifischer Neurone gebildet und an den Axonenden vor allem im Hypophysenhinterlappen in Granula gespeichert.

Freisetzung von Vasopressin

Hypophysenhinterlappen

Neurosekretion in die Blutbahn. Vasopressin wird rasch metabolisiert (Leber, Niere) und renal ausgeschieden (Halbwertszeit ~30 min).

Auslösung der Sekretion

Anstieg der Plasmaosmolalität

Zunahme der Plasmaaosmolalität um >2% stimuliert über osmosensitive Strukturen im Hypothalamus eine Vasopressin-Sekretion.

Abnahme des Plasmavolumens und Blutdruckabfall

Die Vasopressinsekretion ist unter hemmender Kontrolle des Barorezeptoren-Reflexes. Eine Abnahme des Plasmavolumens und Blutdruckabfall dämpfen die Barorezeptoren-Aktivität in Pulmonalvenen, linkem Vorhof, Aortenbogen und Carotissinus. Die afferenten Impulse über N. vagus und N. glossopharyngeus in die Medulla oblongata (Nucleus tractus solitarii) und weiter in den Hypothalamus sind vermindert, sodaß die hemmende Wirkung auf die Vasopressinbildung abnimmt.

Weitere Faktoren können die Vasopressinsekretion stimulieren (Übelkeit, Schmerz, Schwangerschaft; Angiotensin II, Dopamin, u. a.) oder hemmen (Äthanol, Atriale Natriuretische Peptide, u. a.).

Vasopressin wirkt über spezifische G-Protein gekoppelte Rezeptoren in der Zellmembran

V_1-Vasopressin-Rezeptoren sind vor allem in der Gefäßmuskulatur lokalisiert

Ca^{2+}-Anstieg im Zytoplasma. Die Aktivierung von Phospholipase C-ß über ein G_q-Protein führt zur Freisetzung von Inositol-1,4,5-triphosphat (IP_3) und von Diacylglycerin. IP_3 mobilisiert Ca^{2+} aus intrazellulären Ca^{2+}-Speichern über Aktivierung IP_3-sensitiver Ca^{2+}-Kanäle. Diacylglycerin bewirkt über Aktivierung von Proteinkinase C die Phosphorylierung spezifischer Zellproteine.

- *Bildung von Prostaglandinen.* Die Aktivierung von Phospholipase A_2 über ein noch nicht genau bekanntes G-Protein führt zur Bildung von Prostaglandinen und Leukotrienen, die wahrscheinlich die biologische Antwort der Rezeptor-Aktivierung modulieren.
- *Stimulierung der Zellproliferation.* Die Aktivierung von Phosphorylierungskaskaden führt unter anderem zu gesteigerter Expression der Proto-Onkogene c-fos und c-jun, deren Produkte (Fos, Jun) die Transkription anderer Gene aktivieren, die an der Regulation des Zellwachstums beteiligt sind.

V_2-Vasopressin-Rezeptoren finden sich im Sammelrohrepithel der Niere

cAMP-Anstieg im Zytoplasma. Die Aktivierung der Adenylylcyclase über ein G_S-Protein führt über einen cAMP-Anstieg zur Aktivierung von Proteinkinase A und Phosphorylierung spezifischer Zellproteine.

Vasopressin fördert die Wasserrückresorption in der Niere[15]

Steigerung der Wasserpermeabilität im Sammelrohr

Treibende Kraft für die Wasserresorption aus den Sammelrohren ist der hohe osmotische Druck der interstitiellen Flüssigkeit in der Markzone, der durch das Gegenstromsystem der Henle'schen Schleife aufgebaut wird.

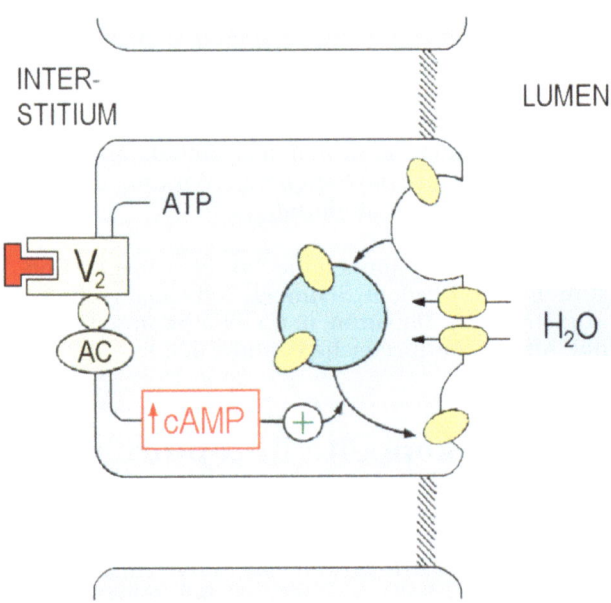

Bild 3-1 **Vasopressin stimuliert im Sammelrohrepithel den Einbau von Aquaporinen in die Zellmembran.** Über basolaterale V_2-Vasopressinrezeptoren wird die Adenylylcyclase (AC) stimuliert. Durch den cAMP-Anstieg im Zytoplasma steigt die Phosphorylierungsaktivität der Proteinkinase A. Die Phosphorylierung spezifischer Proteine bewirkt über einen noch unklaren Mechanismus den vermehrten Einbau von Aquaporin AQP2 (H_2O-Kanäle) in die luminale Zellmembran. Bei diesem Vorgang verschmelzen intrazelluläre Vesikel, die in ihrer Membran Aquaporine eingebaut haben, in einem Exozytoseprozeß mit der luminalen Zellmembran.

Vasopressin stimuliert in einem ähnlichen Prozeß auch die Harnstoffresorption im inneren Markabschnitt der Sammelrohre, wodurch der osmotische Gradient im Markinterstitium verstärkt wird.

Vasopressin wirkt auch extrarenal

Vasokonstriktion
: Über V_1-*Vasopressin-Rezeptoren* Ca^{2+}-Anstieg im Zytoplasma der Gefäßmuskelzellen, der zu Kontraktion führt. Zu einem Blutdruckanstieg kommt es jedoch nur bei höherer Vasopressinkonzentration. Vasopressin vermindert einerseits über zentrale V_1-Vasopressin-Rezeptoren den Sympathikustonus und wirkt andererseits in manchen Gefäßgebieten erweiternd, indem es über endotheliale V_2-Vasopressin-Rezeptoren zu einer Freisetzung von vasodilatierendem NO führt.

Wirkung auf die Blutgerinnung
: Über V_2-*Vasopressin-Rezeptoren* Freisetzung des von Willebrand-Faktors (Aktivator der Thrombozytenaggregation) und von Faktor VIII (antihämophiler Faktor) aus Gefäßendothelien.

Sonstige Wirkungen. Die Neurotransmitterfunktion von Vasopressin im ZNS und die Bedeutung anderer extrarenaler Wirkungen (Kontraktion der glatten Muskulatur im Gastrointestinaltrakt, Uteruskontraktion, u. a.) sind noch unklar.

Diabetes insipidus und andere Indikationen für Vasopressin-Rezeptor-Agonisten

Vasopressin-Rezeptor-Agonisten
Nicht-selektiv: Lypressin, Argipressin
V_1-selektiv: Ornipressin, Terlipressin
V_2-selektiv: Desmopressin

Zentraler Diabetes insipidus
: **Vasopressin-Mangel**, der mit massiver Harnausscheidung (~20 l/Tag) einhergeht.

Desmopressin
: Wasserretention durch V_2-agonistische Wirkung im Sammelrohr. Bei nephrogenem Diabetes insipidus (Fehlen der Ansprechbarkeit der Niere auf Vasopressin) ist Desmopressin wirkungslos. Lypressin ist aufgrund kürzerer Wirkungsdauer Mittel der Reserve.

von Willebrand'sche Krankheit und Hämophilie A
: **Störung der Blutgerinnung** durch Mangel an von Willebrand-Faktor bzw. Faktor VIII.

Desmopressin
: Durch V_2-agonistische Wirkung Freisetzung der entsprechenden Gerinnungsfaktoren. Vorübergehende Besserung der Blutgerinnung (Operationsvorbereitung, postoperative Blutungen) bei manchen Formen von Willebrand'scher Krankheit (Typ I) und leichter bis mittelschwerer Hämophilie A.

In höherer Dosierung eventuell Flüssigkeitsretention als unerwünschte Wirkung.

Enuresis nocturna

Desmopressin

Es sprechen nur solche Patienten auf Desmopressin an, deren Enuresis nocturna auf einen fehlenden Konzentrationsanstieg von Vasopressin während der Nachtstunden zurückzuführen ist.

Ösophagusvarizenblutung
Blutende erosive Gastritis

Terlipressin

Vasokonstriktion durch V_1-agonistische Wirkung. Durch Vasokonstriktion im Splanchnikusgebiet wird der Druck im Pfortaderbereich gesenkt.

Unerwünschte glattmuskuläre Kontraktionen können zu Myokardischämie, Blutdruckanstieg, Bauchkrämpfen und Uteruskontraktionen führen.

Durchblutungseinschränkung in Operationsgebieten

Ornipressin

Vasokonstriktion durch V_1-agonistische Wirkung. Erzeugung von Ischämie und Hämostase in Operationsgebieten durch Injektion ins Gewebe (Zusatz zu Lokalanästhetikum) oder Tupferapplikation.

Vasopressin-Rezeptor-Antagonisten eröffnen neue therapeutische Möglichkeiten bei Wasserretention[16]

Syndrom der inadäquaten Vasopressin-Ausschüttung (SIADH)

Wasserretention (hypotone Hyperhydratation) durch überstarke Freisetzung von Vasopressin bei Meningitis, Enzephalitis, Neoplasmen, u.a.

Neuentwickelte selektive V_2-Vasopressin-Rezeptor-Antagonisten können die Vasopressinwirkung im Sammelrohr aufheben. Substanzen in klinischer Erprobung.

Hypotone Hyperhydratation bei Herzinsuffizienz, Leberzirrhose

Eine Verminderung des effektiven zirkulierenden Blutvolumens führt über eine gesteigerte Vasopressinsekretion (Barorezeptorenreflex) und erhöhtes Durstgefühl (Mechanismus unklar) zu Wasserretention und Hyponaträmie. V_2-Vasopressin-Rezeptor-Antagonisten könnten durch Aufhebung der Vasopressinwirkung im Sammelrohr neue therapeutische Möglichkeiten eröffnen.

Verzeichnis der Handelspräparate[23]

Vasopressin-Rezeptor-Agonisten

Wirkstoff	Handelsname	
Argipressin	PITRESSIN	[D]
Desmopressin	MINIRIN	[A, D, CH]
	Andere	
Lypressin	VASOPRESSIN – Sandoz	[A, D]
Ornipressin	POR 8 Sandoz	[A, D, CH]
Terlipressin	GLYCYLPRESSIN	[A, D]
	GLYPRESSIN	[CH]

[...] Registriert in Österreich (A), Bundesrepublik Deutschland (D) und Schweiz (CH).

Wasser-, Säure-Basen- und Elektrolytgleichgewicht

Verlust, Überschuß oder Umverteilung von Wasser, Protonen und Elektrolyten können zu Störungen des Wasser-, Säure-Basen- und Elektrolytgleichgewichts führen. Ziel einer Infusionstherapie ist die Wiederherstellung des Gleichgewichts durch Infusion verschiedener, auf Erhaltungs- und Korrekturbedarf abgestimmter Infusionslösungen.

Erhaltungsbedarf

Umfaßt die normalen Wasser- und Elektrolytverluste

Der Erhaltungsbedarf für einen Erwachsenen beträgt pro Tag ungefähr 2,5 l Wasser, 75–100 mmol Natrium und 50 mmol Kalium.

Korrekturbedarf

Ergibt sich aus der aktuellen Wasser- und Elektrolytsituation und aus pathologischen Verlusten

Der Korrekturbedarf wird durch Überprüfung der Ionenkonzentrationen im Plasma und durch Bilanzierung zugeführter und ausgeschiedener Menge bestimmt.

Tabelle 4-1 Intravenöse Infusionslösungen

Lösung	Gelöste Substanz	(mmol/l)
Kochsalz		
Hypoton (0.45%)	NaCl	77
Isoton (0.9%)	NaCl	154
Hyperton (3.0%)	NaCl	513
Vollelektrolyte		
Ringer	NaCl	147
	KCl	4
	$CaCl_2$	5
Glucose		
Isoton (5.0%)	D-Glucose	278

Elektrolytkonzentrate. Es handelt sich um konzentrierte Infusionszusätze (1 mmol/ml) von NaCl, KCl, $CaCl_2$, $MgCl_2$, $NaHCO_3$ (Natriumbicarbonat), Lysin.HCl, Na-Lactat, u.a., die vor Gebrauch verdünnt werden müssen.
$NaHCO_3$ darf *nicht* Ca^{2+}-hältigen Infusionslösungen zugesetzt werden, da sich unlösliches $CaCO_3$ bildet.

Volumenänderungen im Extrazellularraum sind primär auf Störungen der Wasser- und Natriumbilanz zurückzuführen

Hydratationsstörungen können hypoton, isoton oder hyperton sein

Hyperhydratation (Wasserüberschuß). Vermehrung des Extrazellularvolumens durch Retention oder übermäßige Zufuhr von Flüssigkeit und Na^+.

Dehydratation (Wasserdefizit). Verminderung des Extrazellularvolumens durch Flüssigkeits- und Na^+-Verlust oder mangelnde Zufuhr.

Hypotones Plasma reflektiert meist ein vermindertes Plasma-Na$^+$ (Hyponaträmie).
Osmotische Zellschwellung, insbesondere bei raschem Abfall der Plasmaosmolalität, führt zu Hirndrucksymptomatik mit Kopfschmerz, Übelkeit, Lethargie, Krämpfe und Koma (Plasma-Na$^+$ akut < 115 mmol/l).

Hypertones Plasma reflektiert meist ein erhöhtes Plasma-Na$^+$ (Hypernaträmie).
Osmotischer Wasserentzug an den Zellen des ZNS, insbesondere bei raschem Anstieg der Plasmaosmolalität, führt zu neurologischen Fehlfunktionen mit Unruhe, Verwirrtheit, deliranten Zustandsbildern und Koma (Plasma-Na$^+$ akut >170 mmol/l).

Normwerte im Plasma
Osmolalität   280 mosm/kg
Na$^+$ 142 mmol/l

Diuretika bei Hyperhydratation

Hypotone Hyperhydratation

>   Wasserrestriktion
>   Schleifen-Diuretika

Extrazellulärer Flüssigkeitsüberschuß kombiniert mit Hyponaträmie
Ursache kann übermäßige Wasserzufuhr bei renaler Ausscheidungsstörung sein (chronische Herz- und Niereninsuffizienz, u. a.). Eine Verminderung des effektiven zirkulierenden Blutvolumens (Herzinsuffizienz, Leberzirrhose, u. a.) führt über eine gesteigerte Vasopressinsekretion (Barorezeptorenreflex) und erhöhtes Durstgefühl (Mechanismus unklar) zu Wasserretention und Hyponaträmie.

Syndrom der inadäquaten Vasopressin-Ausschüttung (SIADH). Wasserretention durch überstarke Freisetzung von Vasopressin bei Meningitis, Enzephalitis, Neoplasmen, u. a.

Basistherapie ist neben der Ursachenbeseitigung eine Wasserrestriktion. Schleifen-Diuretika vermindern die Vasopressinwirkung. Als Ersatz für den renalen Na$^+$-Verlust ist eine vorsichtige NaCl-Substitution notwendig. Bei Herz- und Niereninsuffizienz kann die Verwendung hypertoner NaCl-Lösungen zu weiterer Volumenexpansion führen.

Isotone Hyperhydratation

>   Schleifen- oder
>   Thiazid-Diuretika

Extrazellullärer Flüssigkeitsüberschuß bei normalem Plasma-Na$^+$
Generalisierte Ödeme kardialer (Herzinsuffizienz), renaler (Niereninsuffizienz) oder hepataler (Leberzirrhose) Genese, Infusion zu großer Mengen isotoner Lösungen.

Hypertone Hyperhydratation

Schleifen-Diuretika
Hämodialyse

Extrazellulärer Flüssigkeitsüberschuß kombiniert mit Hypernaträmie
Ursachen sind übermäßige Infusion hypertoner Kochsalzlösungen, Kochsalzvergiftung bei erfolgloser Kochsalz-Emesis insbesondere bei Kindern (primäre Gifteliminaton bei peroralen Vergiftungen), Trinken von Meerwasser, u. a.

Dehydratation erfordert Volumenersatz

Hypotone Dehydratation

Infusion isotoner
NaCl-Lösung

Extrazellulärer Flüssigkeitsmangel kombiniert mit Hyponaträmie
Ursache kann Flüssigkeitsverlust (gastrointestinal, renal) sein, der nur teilweise und überwiegend durch Wasser ersetzt wurde.

Langsame NaCl-Infusion (Angestrebter Anstieg des Plasma-Na^+ <12 mmol/l/Tag). Bei zu rascher Korrektur einer schweren chronischen Hyponaträmie kann es zu ZNS-Schäden durch Demyelinisierungsprozesse kommen (Mechanismus unklar).

Isotone Dehydratation

Infusion isotoner
NaCl-Lösung

Perorale Rehydratation
bei Diarrhoe

Extrazellulärer Flüssigkeitsmangel bei normalem Plasma-Na^+
Ursachen sind isotoner Flüssigkeitsverlust bei Erbrechen, Diarrhoe, u. a.

Perorale Rehydratationslösungen, die Na^+ und Glucose enthalten, verstärken die Resorptionsvorgänge über den Na,Glucose-Symport im Dünndarm. Wasser folgt osmotisch der Stoffbewegung.

Hypertone Dehydratation

Wasserzufuhr

Infusion isotoner oder
hypotoner NaCl-Lösung

Extrazellulärer Flüssigkeitsmangel kombiniert mit Hypernaträmie
Ursachen sind Wassermangel (Durst, Schwitzen), verminderte Konzentrierungsfähigkeit der Niere (Diabetes insipidus) u. a.

Hyperosmolares diabetisches Koma. Die hohe Plasmaosmolalität ist primär auf die exzessive Hyperglykämie zurückzuführen. Glucose wirkt bei Überschreiten der Nierenschwelle (Plasma-Glucose 160–220 mg/dl) als osmotisches Diuretikum und führt zu renalem Wasserverlust.

Störungen des Säure-Basengleichgewichts können respiratorische und nichtrespiratorische Ursachen haben

Die Regulation des pH-Wertes im Plasma umfaßt drei Grundvorgänge

Pufferung von H⁺-Ionen

Extrazelluläre Puffer: Bicarbonatsystem (HCO_3^-/CO_2), Phosphatpuffer ($H_2PO_4^-$/HPO_4^{2-}) und Plasmaproteine.

Intrazelluläre Puffer: Zelluläre Proteine, Phosphatpuffer ($H_2PO_4^-$/HPO_4^{2-}) und, im Erythrozyten, Hämoglobin.

Knochengewebe: Austausch von H⁺-Ionen gegen Na⁺ und K⁺-Ionen, die an fixe negative Ladungen an der Oberfläche der Knochenmatrix gebunden sind. Bei HCO_3^--Abfall und H⁺-Anstieg im Plasma kommt es durch Demineralisierung (gesteigerte Osteoklastenaktivität) zur Freisetzung von Puffersubstanzen ($NaHCO_3$, $CaCO_3$, $CaHPO_4$, u. a.).

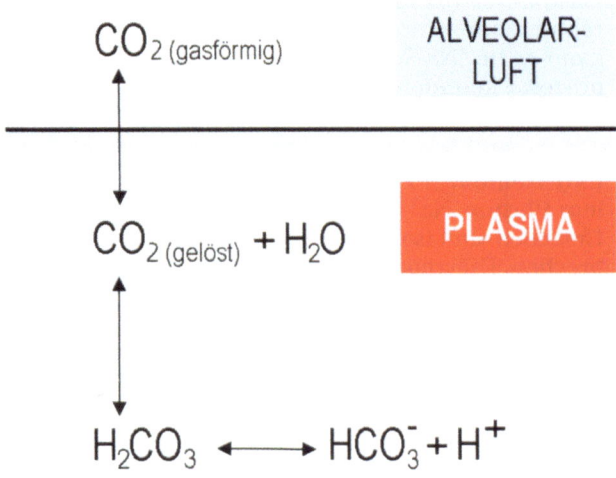

Bild 4-1 Das Bicarbonatsystem ist der wichtigste extrazelluläre Puffer. Das gasförmige CO_2 der Alveolarluft steht im Gleichgewicht mit dem im Plasma gelösten CO_2. Durch Reaktion von CO_2 mit H_2O, die durch die Carboanhydrase im Erythrozyten beschleunigt wird, entsteht Kohlensäure (H_2CO_3), die zu Bicarbonat (HCO_3^-) und Protonen (H⁺) dissoziiert. HCO_3^- wirkt als Puffer, indem es bei pH-Änderungen im Plasma in der Lage ist, H⁺ aufzunehmen oder freizusetzen. Die CO_2-Konzentration im Plasma wird als Partialdruck (pCO_2) in mmHg angegeben, d. h. als anteilsmäßiger Druck am Gesamtdruck in der Alveolarluft (760 mmHg).

Normwerte im Plasma
pCO_2 40 mmHg
HCO_3^- 24 mmol/l
pH 7.4

Kontrolle der CO_2-Konzentration im Plasma

Die Konzentration von CO_2 im Plasma (pCO_2) kann durch Änderung der Alveolarventilation kontrolliert werden. Bei verminderter CO_2-Abatmung *(Hypoventilation)* steigt das im Plasma gelöste CO_2 an. Durch das vermehrte CO_2-Angebot wird mehr H_2CO_3 gebildet, welches dissoziiert, sodaß die H⁺-Konzentration zunimmt *(pH-Abfall)*. Umgekehrt führt eine vermehrte CO_2-Abatmung (Hyperventilation) zu einem Abfall der H⁺-Konzentration im Plasma *(pH-Anstieg)*.

Kontrolle der HCO_3^--Konzentration im Plasma

Die HCO_3^--Konzentration im Plasma kann durch Änderung der renalen H^+-Ausscheidung kontrolliert werden. Bei H^+-Überschuß steigt die tubuläre H^+-Sekretion:
Proximaler Tubulus. Aktivierung und verstärkte Neubildung des luminalen Na,H-Antiports (siehe Bild 1–11).
Spätdistaler Tubulus. Verstärkter Einbau von H-ATPase in die luminale Membran der Zwischenzellen (siehe Bild 1–10).

Folge ist eine vermehrte Bildung von HCO_3^- in den Tubuluszellen, da die nach H^+-Sekretion in den Zellen verbleibenden OH^--Ionen durch Carboanhydrase-Wirkung mit CO_2 reagieren (siehe Bild 1–11). Das entstehende HCO_3^- wird basolateral in die interstitielle Flüssigkeit und weiter in die Kapillaren abgegeben.

Acidose kann mit alkalisierenden Lösungen korrigiert werden

Ein pH-Abfall im Plasma beruht in der Regel auf Stoffwechsel- und Nierenfunktionsstörungen oder Hypoventilation

Respiratorische Acidose. Primär Anstieg des pCO_2 im Plasma.
- *Verminderte CO_2-Abatmung* durch Hypoventilation bei Asthma bronchiale, Emphysem, akutem Lungenödem, zentraler Atemdepression, u. a.

Plasma: ↓ pH
↑ pCO_2
↑ $[HCO_3^-]$

Metabolische Acidose. Primär Abfall der HCO_3^--Konzentration im Plasma.
- *H^+-Belastung* bei Lactatacidose, Ketoacidose, Vergiftungen mit Methanol, u. a.
- *H^+-Ausscheidung* vermindert bei Niereninsuffizienz, u. a.
- *HCO_3^--Verlust* bei Diarrhoe, Pankreasfisteln, u. a.

Plasma: ↓ pH
↓ pCO_2
↓ $[HCO_3^-]$

Symptome

Kopfschmerz, Unruhe, Somnolenz, Koma

Vor allem bei respiratorischer Acidose. Der begleitende pH-Abfall im Liquor cerebrospinalis beeinträchtigt neuronale Funktionen.

Verminderung des Herzzeitvolumens, Herzrhythmusstörungen

Vor allem bei schwerer metabolischer Acidose (Plasma pH < 7.1). Die kardiale Kontraktilität und die inotrope Wirkung von Katecholaminen ist vermindert. Ursache dürfte z. T. eine Abnahme der Ca^{2+}-Sensitivität der Myofibrillen bei zellulärem pH-Abfall sein. Die Neigung zu Arrhythmien ist meist auf die synergistische Hemmwirkung von Acidose und begleitender Hyperkaliämie auf die kardiale Erregungsbildung und -leitung zurückzuführen.

Neigung zu Hyperkalämie	Vor allem bei chronisch metabolischer Acidose. Acidose führt zu zellulärer H^+-Akkumulation. Zur Aufrechterhaltung der Elektroneutralität besteht eine Tendenz, zelluläres K^+ freizusetzen (Mechanismen unklar).
Neigung zu Osteomalazie	Vor allem bei chronisch metabolischer Acidose. Acidose fördert über Anregung der Osteoklastenaktivität (Mechanismen unklar) die Demineralisierung der Knochensubstanz.

Therapie

Primär Therapie der Grundkrankheit	**Basistherapie** ist neben der Ursachenbeseitigung eine indirekte pH-Hebung im Plasma durch Insulin-Therapie bei diabetischer Ketoacidose (Normalisierung des Ketonmetabolismus), Volumenersatz bei Lactatacidose aufgrund peripheren Kreislaufversagens (Beseitigung der Gewebshypoxie), mechanische Beatmung bei therapieresistenter akuter respiratorischer Acidose, u. a.
Natriumbicarbonat	*Parenterale Behandlung metabolischer Acidose* bei intakter Lungenfunktion. Die Pufferung im Plasma durch $NaHCO_3$ erfolgt unter Freigabe von CO_2 ($HCO_3^- + H^+ \rightarrow H_2CO_3 \rightarrow CO_2 + H_2O$) und ist deshalb an eine ungehinderte CO_2-Abatmung gebunden. Die Dosierung muß unter Beachtung des Basendefizits individuell bestimmt werden. **Unerwünschte Wirkungen** • *Na^+-Belastung*, die sich insbesondere bei Ödemneigung, Herzinsuffizienz und Hypertonie nachteilig auswirkt. • *Überschießende Alkalisierung*, die dadurch vermieden werden kann, daß der pH-Wert im Plasma nur langsam und nur knapp unter den Normwert angehoben wird. • *Intrazellulärer pH-Abfall* durch gesteigerte H_2CO_3-Bildung in der Zelle; CO_2, welches bei der Pufferung von H^+ im Plasma entsteht, diffundiert aufgrund seiner Lipidlöslichkeit rasch in die Zelle, HCO_3^- jedoch nicht. Bei Lactatacidose wird durch den intrazellulären pH-Abfall die Lactatbildung noch gesteigert. $NaHCO_3$ ist bei Lactatacidose wenig wirksam.
Natriumcitrat	*Perorale Behandlung metabolischer Acidose*. Citrat wird rasch zu HCO_3^- metabolisiert. Im Gegensatz zu $NaHCO_3$ kommt es zu keiner unerwünschten CO_2-Bildung im Magen. Citrat vermag über eine Chelatbildung die Resorption von Aluminium zu steigern, weshalb Aluminiumbelastung (Antacida) vermieden werden soll.

Trometamol

Tris-Puffer (Na$^+$-frei), der auch intrazellulär wirkt und zur parenteralen Therapie schwerer Acidose eingesetzt werden kann.

Unerwünschte Wirkungen
• *Atemdepression*, wenn der pCO$_2$ zu stark abfällt. Langsame Infusion!
• *K$^+$-Anstieg im Plasma*, da die intrazelluläre Akkumulation von Trometamol zu zellulärer K$^+$-Freisetzung führt. Vorsicht bei Hyperkalämie!
• *Venenschäden*, da die Infusionslösung alkalisch ist.
• *Hypoglykämie* (Mechanismen unklar).

Trometamol wird renal ausgeschieden und ist bei Niereninsuffizienz kontraindiziert.

Alkalose kann in schweren Fällen durch Infusion verdünnter Salzsäure behoben werden

Ein pH-Anstieg im Plasma hat häufig metabolische Ursachen, kann sich aber auch bei Hyperventilation entwickeln

Respiratorische Alkalose. Primär Abfall des pCO$_2$ im Plasma.
• *Erhöhte CO$_2$-Abatmung* durch Hyperventilation bei Stimulierung des Atemzentrums: Enzephalitis, Fieber, Hypoxie, u. a.

Plasma: ↑ pH
↓ pCO$_2$
↓ [HCO$_3^-$]

Metabolische Alkalose. Primär Anstieg der *HCO$_3^-$*-Konzentration im Plasma.
• *H$^+$-Verschiebung* in die Zellen bei Hypokalämie (ein K$^+$-Abfall im Plasma führt zu zellulären K$^+$-Verlusten, die z. T. durch Verschiebung von H$^+$ in die Zellen kompensiert werden).
• *H$^+$-Verlust* gastrointestinal (Erbrechen, u. a.) oder renal (Hyperaldosteronismus, u. a.)
• *HCO$_3^-$-Retention* bei exzessiver Therapie mit NaHCO$_3$, u. a.

Kontraktionsalkalose. Volumenabnahme im Extrazellularraum bei gleichbleibender HCO$_3^-$-Menge (Diuretika-Therapie, u. a).

Plasma: ↑ pH
↑ pCO$_2$
↑ [HCO$_3^-$]

Begleitveränderungen, die ein Persistieren der Alkalose begünstigen.
• *Hypovolämie* (Flüssigkeitsverlust) und Verminderung des effektiven zirkulierenden Blutvolumens (Herzinsuffizienz, Leberzirrhose). Reninfreisetzung durch renale Minderdurchblutung führt zu einem Anstieg von Aldosteron, welches im spätdistalen Tubulus der Niere die H$^+$-Sekretion stimuliert (siehe Bild 2–3, S. 35).

• *Hypochlorämie* (Erbrechen). Durch das verminderte Cl⁻-Angebot in den Nierentubuli ist an der Macula densa die NaCl-Resorption (Na,K,2Cl-Symport) herabgesetzt. Diese Änderung führt zur Freisetzung von Prostaglandinen (Prostacyclin, PGE_2), welche an den juxtaglomerulären Zellen die Reninsekretion anregen. In weiterer Folge kommt es über Aldosteronanstieg zu renalen H^+-Verlusten.

Symptome

Parästhesien, Krämpfe

Vor allem bei akuter respiratorischer Alkalose, die zu gesteigerter neuronaler Erregbarkeit führt.

Symptome durch begleitende Hypovolämie, Hypokalämie und Gewebshypoxie

Vor allem bei chronisch metabolischer Alkalose können die durch Begleitveränderungen verursachten Symptome dominieren:
• *Hypovolämie* mit Schwäche, Apathie, Schwindelgefühl, u. a.
• *Hypokalämie* mit Muskelschwäche, Obstipation, Herzrhythmusstörungen, u. a. Alkalose fördert die Entwicklung einer Hypokalämie. H^+-Abfall führt zu zellulären H^+-Verlusten. Zur Aufrechterhaltung der Elektroneutralität besteht eine Tendenz, K^+ in den Zellen zu akkumulieren (Mechanismen unklar).
• *Gewebshypoxie* mit Neigung zu vasospastischer Angina pectoris und Herzrhythmusstörungen. Bei Alkalose sinkt die O_2-Verfügbarkeit im Gewebe einerseits durch Verschiebung der O_2-Dissoziationskurve von Hämoglobin, andererseits durch Vasokonstriktion (Mechanismus unklar).

Therapie

Primär Therapie der Grundkrankheit

Basistherapie ist neben der Ursachenbeseitigung eine indirekte pH-Senkung im Plasma durch K^+-Substitution bei Hypokalämie (KCl peroral oder parenteral), NaCl- und Volumenersatz bei Hypochlorämie und Hypovolämie (Infusion isotoner NaCl-Lösung), u. a.

Infusion verdünnter Salzsäure

Verdünnte HCl (100 mmol/l in isotoner Glucoselösung) wird zur parenteralen Therapie schwerer metabolischer Alkalose verwendet, insbesondere wenn eine Na^+-Belastung vermieden werden muß (ödematöse Patienten mit Herzinsuffizienz, Leberzirrhose, u. a.). Wegen der lokal irritierenden Wirkung wird HCl langsam und über die großen Venen (V. subclavia) infundiert.

Lysin.HCl

Verschiedenen Infusionslösungen als Säurebildner zugesetzt. *Arginin.HCl* kann zu Hyperkalämie führen; nach Aufnahme des kationischen Arginin in die Zelle besteht eine Tendenz zelluläres K^+ freizusetzen.

Störungen des Kaliumgleichgewichts können zu lebensbedrohlichen Herzrhythmusstörungen führen[17]

Zelluläre Verschiebungen und renale Ausscheidung beeinflussen die K⁺-Konzentration im Plasma

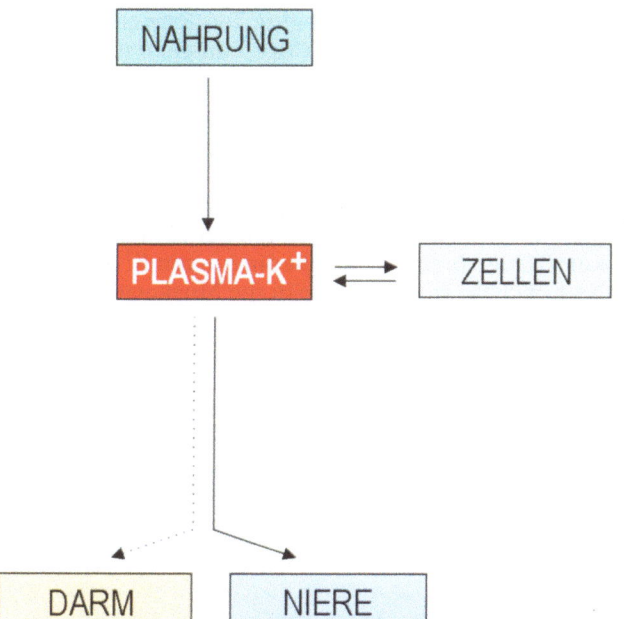

Bild 4-2 **Die Regulation des Kaliumgleichgewichts.** K^+ wird über die Nahrung aufgenommen, in den Zellen gespeichert (98% des Gesamtkörper-Kaliums sind intrazellulär) und vor allem renal (geringfügig auch gastrointestinal und über den Schweiß) ausgeschieden. Änderungen der K^+-Konzentration im Plasma ergeben sich insbesondere bei K^+-Verschiebungen zwischen Zelle und Extrazellularflüssigkeit und durch Beeinflussung der renalen K^+-Ausscheidung. Für Erwachsene beträgt der Tagesbedarf 50–100 mmol (2–4 g) Kalium.

Normwerte im Plasma
K^+ 4.3 mmol/l

K⁺-Abfall im Plasma

Insulin	*K⁺-Verschiebung in die Zellen.* Insulin stimuliert über Insulinrezeptoren die K^+-Aufnahme vor allem im Skelettmuskel durch Steigerung der Na,K-ATPase-Aktivität. Wahrscheinlich verstärkt Insulin den Einbau zusätzlicher Na,K-ATPase-Moleküle in die Zellmembran.
(Nor)Adrenalin	*K⁺-Verschiebung in die Zellen.* (Nor)Adrenalin stimuliert über ß₂-Adrenozeptoren die K^+-Aufnahme im Skelettmuskel durch Steigerung der Na,K-ATPase-Aktivität (Mechanismus unklar). Stress-induzierte Adrenalinfreisetzung (Angina-pectoris-Anfall, u. a.) kann zu einem akuten K^+-Abfall im Plasma um mehr als 0.5 mmol/l führen.
Alkalose	*K⁺-Verschiebung in die Zellen.* Alkalose führt zu zellulären H^+-Verlusten. Zur Aufrechterhaltung der Elektroneutralität besteht eine Tendenz, K^+ in den Zellen zu akkumulieren (Mechanismen unklar).

Aldosteron	*K^+-Ausscheidung über die Niere.* Aldosteron stimuliert die Resorption von Na^+ und die Sekretion von K^+ und H^+ im spätdistalen Tubulus und in den kortikalen Sammelrohren (siehe Bild 2–3).
K^+-Anstieg im Plasma	
Acidose	*K^+-Freisetzung aus den Zellen.* Acidose führt zu zellulärer H^+-Akkumulation. Zur Aufrechterhaltung der Elektroneutralität besteht eine Tendenz zelluläres K^+ (und Na^+) freizusetzen (Mechanismen unklar).
Muskeltätigkeit	*K^+-Freisetzung aus dem Skelettmuskel.* Bei starker Muskeltätigkeit wird vermehrt zelluläres K^+ freigesetzt, zum Teil deshalb, weil ATP-hemmbare K-Kanäle durch den zellulären ATP-Abfall weniger gehemmt werden. Der K^+-Anstieg im Plasma ist nur kurzfristig, da unter Ruhebedingungen K^+ durch die Na,K-ATPase rasch wieder in die Muskelzelle zurücktransportiert wird, ein Vorgang, der durch (Nor)Adrenalin über $ß_2$-Adrenozeptoren gefördert wird.
	Bei starker Muskeltätigkeit und gleichzeitiger Einnahme von ß-Adrenozeptor-Antagonisten kann es zu einem transienten K^+-Anstieg im Plasma um 1–3 mmol/l kommen.

Hyperkalämie kann in akuten Fällen mit Insulin behandelt werden[18]

Häufige Ursachen sind verminderte renale K^+-Ausscheidung und zelluläre K^+-Freisetzung	• **Verminderte K^+-Ausscheidung** bei Niereninsuffizienz, Hypoaldosteronismus (Nebenniereninsuffizienz, Aldosteron-Antagonisten, ACE-Hemmer), Kaliumsparende Diuretika, u. a. • **Verstärkte K^+-Freisetzung** aus den Zellen bei Acidose, Hämolyse, schwere Muskeltraumen, u. a. • **Übermäßige K^+-Zufuhr** bei exzessiver K^+-Infusion, u. a.
Symptome	Plasma-K^+ > 6 mmol/l.
Herzrhythmusstörungen	**Auswirkungen auf die Herzmuskelzelle** • *Abnahme des Ruhemembranpotentials* (d. h., das Zellinnere wird weniger negativ). Bei Hyperkalämie ist der zellauswärts gerichtete K^+-Konzentrationsgradient vermindert, wodurch auch das K^+-Gleichgewichtspotential abnimmt, d. h. jenes Potential, bei dem der elektrische Gradient den K^+-Konzentrationsgradienten exakt balanciert und kein Netto-K^+-Flux stattfindet.

- *Zunahme der K^+-Permeabilität* der Zellmembran, da sich K-Kanaleigenschaften (Leitfähigkeit, Offenwahrscheinlichkeit) in Abhängigkeit von der extrazellulären K^+-Konzentration ändern.

Auswirkungen auf das Aktionspotential

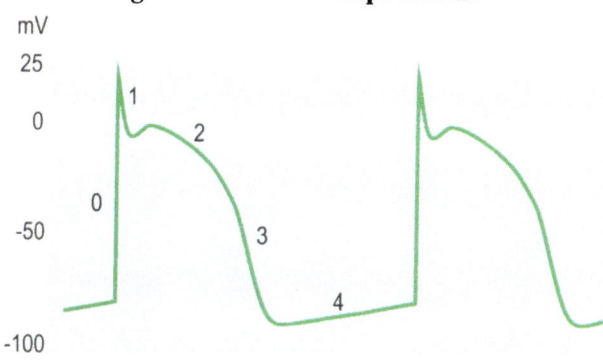

Bild 4-3 **Phasen des Aktionspotentials an einer Purkinjefaser.** *Phase 0,* rascher depolarisierender Na^+-Einstrom (in Zellen des Sinus- und AV-Knotens depolarisierender Ca^{2+}-Einstrom); *Phase 1,* transienter repolarisierender K^+-Ausstrom; *Phase 2,* Ca^{2+}-Einstrom; *Phase 3,* rascher repolarisierender K^+-Ausstrom; *Phase 4,* diastolische Depolarisation durch langsam abnehmenden K^+-Ausstrom und unspezifischen Kationeneinstrom (in Schrittmacherzellen des Sinusknotens langsamer Ca^{2+}-Einstrom).

- *Verlangsamung der diastolischen Depolarisation* (d. h. geringere Anstiegssteilheit der Phase 4 des Aktionspotentials). Aufgrund erhöhter K^+-Permeabilität der Herzmuskelzelle dürfte ein größerer depolarisierender Kationeneinstrom erforderlich sein, um an potentiellen Schrittmacherzellen die spontane diastolische Depolarisation bis zum Schwellenpotential zu führen. Obwohl durch Abnahme des Ruhemembranpotentials das Schwellenpotential näher ist, ist insgesamt die Schrittmacheraktivität herabgesetzt.

- *Verlangsamung der raschen Depolarisation* (d. h. geringere Anstiegssteilheit der Phase 0 des Aktionspotentials). Die Abnahme des Ruhemembranpotentials beeinträchtigt die Verfügbarkeit der spannungsabhängigen, raschen Na^+-Kanäle, die den depolarisierenden schnellen Na^+-Einstrom in die Zelle tragen. Die Leitungsgeschwindigkeit ist insbesondere bei schwerer Hyperkaliämie verlangsamt und zeigt sich im EKG als Verbreiterung des QRS-Komplexes (verzögerte ventrikuläre Depolarisation).

- *Beschleunigung der Repolarisation* (d. h. rascherer Ablauf der Phase 3 des Aktionspotentials). Die Zunahme der K^+-Permeabilität der Herzmuskelzellen fördert den repolarisierenden K^+-Ausstrom aus der Zelle. Die beschleunigte Repolarisation ist ein Frühzeichen der Hyperkaliämie und zeigt sich im EKG vor allem als verkürztes QT-Intervall und erhöhte T-Welle (beschleunigte ventrikuläre Repolarisation).

EKG: T-Welle erhöht
QT-Intervall verkürzt

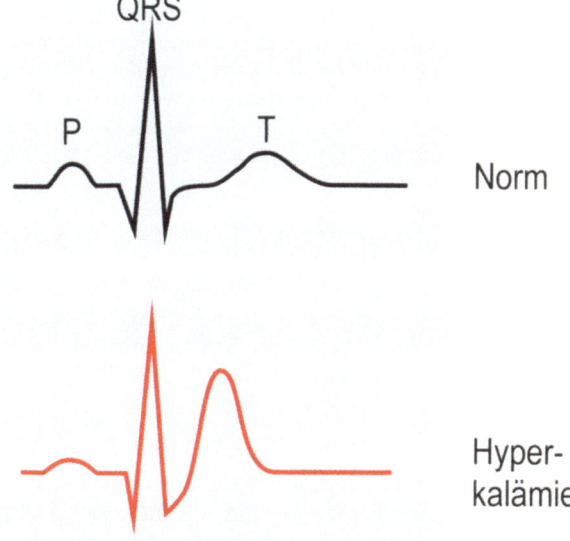

Auswirkungen auf Reizbildung und Reizleitung.

- *Bradykardie*

- *Abnahme der Leitungsgeschwindigkeit*

Gefahr: Sistieren der Erregbarkeit. Das Prinzip kardiopleger Lösungen zur Ruhigstellung des Herzens für operative Eingriffe beruht auf der erregungshemmenden Wirkung hoher K^+-Konzentrationen (25 mmol/l).

Risikosituationen

Rascher Anstieg des Plasma-K^+ oder begleitende Acidose und Hypermagnesämie, die kombiniert bei Niereninsuffizienz auftreten können, erhöhen das Risiko von Herzrhythmusstörungen.

Muskelschwäche

Verminderte neuromuskuläre Erregbarkeit durch Abnahme des Ruhemembranpotentials der Skelettmuskelzelle (d. h., das Zellinnere wird weniger negativ). Eine persistierende Teildepolarisation der Zelle vermindert die Verfügbarkeit der spannungsabhängigen raschen Na-Kanäle, die den depolarisierenden schnellen Na^+-Einstrom des Aktionspotentials tragen.

Therapie

Basistherapie ist neben der Ursachenbeseitigung die Vermeidung kaliumreicher Nahrung (Fleisch, Obst).

Kationenaustauscher

Polystyrol-Sulfonate, die K^+ gegen Na^+ oder Ca^{2+} austauschen und peroral oder als Einlauf gegeben werden. Sie senken die K^+-Konzentration im Plasma nur langsam und werden bevorzugt zur Dauertherapie eingesetzt. Bei Ödemneigung ist wegen der fehlenden Na^+-Belastung der Ca^{2+}-beladene Kationenaustauscher vorzuziehen.

Insulin mit Glucose

Bei akuter Hyperkalämie Infusion von *10–20 IE Normalinsulin* kombiniert mit *50 ml Glucose 40%*. Wirkungseintritt nach ~1 h. K^+-Verschiebung vor allem in Muskelzellen durch Insulin-bedingte Steigerung der Na,K-ATPase-Aktivität. Wahrscheinlich verstärkt Insulin den Einbau zusätzlicher Na,K-ATPase-Moleküle in die Zellmembran.

ß$_2$-Adrenozeptor-Agonisten

Bei akuter Hyperkalämie Gabe von *Salbutamol* als Kurzinfusion oder Inhalation. K^+-Verschiebung in die Skelettmuskelzellen durch ß$_2$-Adrenozeptor-vermittelte Steigerung der Na,K-ATPase-Aktivität (Mechanismus unklar).

Calciumgluconat	Bevorzugt bei akuter Hyperkalämie mit schweren kardialen Symptomen als Überbrückungsmaßnahme bis zur Hämodialyse. *Langsame Infusion* unter EKG-Kontrolle. Rascher Wirkungseintritt. Ca^{2+} zeigt zwar keinen Einfluß auf die K^+-Konzentration im Plasma, antagonisiert aber die kardialen und neuromuskulären Symptome bei Hyperkalämie (Mechanismus unklar).
Hämodialyse	Effektivste Maßnahme

Hypokalämie kann durch Gabe von Kaliumchlorid behoben werden[19]

Häufige Ursachen sind K^+-Verluste und K^+-Verschiebung in die Zellen	• **Übermäßige K^+-Verluste** gastrointestinal (Diarrhoe, Laxantien, u. a.) oder renal (Diuretika, Hyperaldosteronismus, Hypomagnesämie, u. a.) • **Verstärkte K^+-Verschiebung** in die Zellen bei erhöhter ß-adrenerger Aktivität (Stress, $ß_2$-Adrenozeptor-Agonisten), Alkalose, Insulin-Behandlung, u. a. • **Unzureichende K^+-Zufuhr** bei Fehlernährung, u. a.
Symptome	Plasma-K^+ < 2.5–3 mmol/l
Herzrhythmusstörungen	**Auswirkungen auf die Herzmuskelzelle** • *Zunahme des Ruhemembranpotentials* (d. h., das Zellinnere wird negativer). Bei Hypokalämie ist der zellauswärts gerichtete K^+-Konzentrationsgradient erhöht, wodurch auch das K^+-Gleichgewichtspotential zunimmt, d. h. jenes Potential, bei dem der elektrische Gradient den K^+-Konzentrationsgradienten exakt balanciert und kein Netto-K^+-Flux stattfindet. • *Abnahme der K^+-Permeabilität* der Zellmembran, da sich K-Kanaleigenschaften (Leitfähigkeit, Offenwahrscheinlichkeit) in Abhängigkeit von der extrazellulären K^+-Konzentration ändern. **Auswirkungen auf das Aktionspotential** • *Beschleunigung der diastolischen Depolarisation* (d. h. größere Anstiegssteilheit der Phase 4 des Aktionspotentials). Durch Abnahme der K^+-Permeabilität der Herzmuskelzelle dürfte schon ein verhältnismäßig geringer depolarisierender Kationeneinstrom ausreichen, um an potentiellen Schrittmacherzellen die spontane diastolische Depolarisation bis zum Schwellenpotential zu führen. Obwohl durch Zunahme des Ruhemembranpotentials das Schwellenpotential weiter entfernt ist, ist insgesamt die Schrittmacheraktivität gesteigert.

EKG: T-Welle erniedrigt
U-Welle

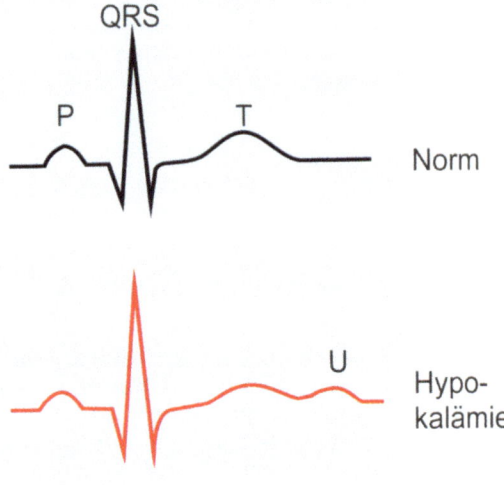

- *Verlangsamung der Repolarisation* (d. h. Verzögerung der Phase 3 des Aktionspotentials). Die Abnahme der K^+-Permeabilität der Herzmuskelzelle beeinträchtigt den repolarisierenden K^+-Ausstrom aus der Zelle. Verlangsamte Repolarisation zeigt sich im EKG vor allem als erniedrigte T-Welle und als U-Welle (verlangsamte ventrikuläre Repolarisation) und begünstigt das Auftreten früher Nachpotentiale.

Auswirkungen auf Reizbildung und Reizleitung

- *Gesteigerte Schrittmacheraktivität*

- *Begünstigung früher Nachpotentiale*

Gefahr: Ektope Erregungen, *Torsades de pointes*-Arrhythmien

Risikosituationen:

Rascher Abfall des Plasma-K^+ und begleitende Myokardischämie, Alkalose, Hypomagnesämie oder gleichzeitige Therapie mit Herzglykosiden und Antiarrhythmika erhöhen das Risiko von Herzrhythmusstörungen.

Muskelkrämpfe

Gesteigerte neuromuskuläre Erregbarkeit in der Frühphase einer Hypokaliämie. Die Zunahme des Ruhemembranpotentials der Skelettmuskelzelle (d. h., das Zellinnere wird negativer) begünstigt die Verfügbarkeit der raschen Na-Kanäle, die den depolarisierenden, schnellen Na^+-Einstrom der Zelle tragen.

Muskelschwäche

Verminderte neuromuskuläre Erregbarkeit bei persistierendem K^+-Mangel. Anhaltende Hypokaliämie führt zu einer Abnahme des Ruhemembranpotentials der Skelettmuskelzelle (d. h., das Zellinnere wird weniger negativ). Teilursache ist wahrscheinlich eine Verminderung der Na,K-ATPase-Moleküle in der Muskelzellmembran (Mechanismus unklar). Die Abnahme des Ruhemembranpotentials beeinträchtigt die Verfügbarkeit der den depolarisierenden, schnellen Na^+-Einstrom tragenden Na-Kanäle.

Bei schwerem K^+-Mangel kann es zu *Rhabdomyolyse* kommen.

Obstipation, Meteorismus, Darmatonie

Verminderte Erregbarkeit der glatten Darmmuskulatur bei persistierendem K^+-Mangel.

Neigung zu Alkalose

Hypokaliämie führt zu zellulärem K^+-Verlust und kompensatorischer H^+-Verschiebung in die Zellen. Im proximalen Tubulus fördert der zelluläre H^+-Überschuß zusätzlich die H^+-Sekretion und HCO_3^--Resorption (siehe Bild 1–11).

Neigung zu Hyperglykämie	Abschwächung der Wirkung und/oder Sekretion von Insulin (Mechanismus unklar).
Nierenfunktionsstörungen	• *Polyurie* durch eingeschränkte Effektivität der Harnkonzentrierung. • *Gesteigerte Ammonium-Bildung* in den Tubuluszellen, die bei schweren Lebererkrankungen die Auslösung eines hepatischen Komas begünstigen kann. • *Nephropathie* (Zystenbildung, Tubulusatrophie, interstitielle Fibrose) bei persistierendem K^+-Mangel. Hypokaliämie führt zu zellulärem K^+-Verlust und kompensatorischer H^+-Verschiebung in die Zellen. Der intrazelluläre pH-Abfall vermindert einerseits die Vasopressin-induzierte cAMP-Bildung im Sammelrohrepithel und damit dessen wasserretinierende Wirkung, andererseits wird die vor allem proximal-tubuläre NH_4^+-Bildung aus Glutamin gesteigert. Das vermehrt entstehende, gut lipidlösliche NH_3 ($NH_4^+ \rightarrow NH_3 + H^+$) gelangt in die peritubulären Kapillaren (systemische Ammonium-Belastung), kann aber auch im Interstitium akkumulieren und (möglicherweise über Komplementaktivierung) die Entstehung einer Nephropathie begünstigen.

Therapie

Kaliumsalze	• *Perorale Substitution*. Kaliumreiche Kost (Obst, Fleisch) unterstützt durch Gabe von KCl, welches wegen seiner schleimhautreizenden Wirkung am besten in gelöster Form und mit viel Flüssigkeit verabreicht wird. Obst und Fruchtsäfte, obwohl ebenfalls kaliumreich, sollten vermieden werden, da die mitenthaltenen organischen Säuren (Citrat) zu HCO_3^- metabolisiert werden und eine begleitende Alkalose verstärken können. • *Parenterale Substitution*. Bei schwerem K^+-Mangel *langsame* Infusion von KCl unter EKG-Kontrolle. Bei Kaliummangel mit metabolischer Alkalose hat sich insbesondere KCl, bei (relativ seltener) metabolischer Acidose Kaliumbicarbonat bewährt.

Störungen des Calcium- und Magnesiumgleichgewichts beeinflussen muskuläre Erregbarkeit und ZNS-Funktionen[20]

Calcium ist Skelettbestandteil und zellulärer Botenstoff	**Calcium** (Ca^{2+}) ist essentiell für neuronale und muskuläre Erregbarkeit, Transmitterfreisetzung, Muskelkontraktion, Blutgerinnung und viele andere Prozesse. Die basale freie Ca^{2+}-Konzentration im Zytoplasma ist 0.1 µM. Sie kann durch elektrische, mechanische und hormonelle Reize vorübergehend auf ~1 µM ansteigen. Ca^{2+} bindet an spezifische Bindungsproteine (Calmodulin) und kann zahlreiche zelluläre Prozesse aktivieren. Der Hauptteil (99%) des Gesamtkörper-Calciums liegt im Skelett in kristalliner Form (Hydroxylapatit) vor. Für Erwachsene beträgt der Tagesbedarf 25 mmol (1 g) Calcium; in der Schwangerschaft ist er um etwa 50% gesteigert.

Magnesium ist unentbehrlich für die zelluläre Energienutzung

Magnesium (Mg^{2+}) beeinflußt neuronale und muskuläre Funktionen, Stoffwechsel und viele andere Prozesse, da es durch Komplexbildung mit energiereichen Phosphaten (MgATP, u. a.) für die zelluläre Energiespeicherung und -nutzung (ATP-asen, Kinasen, u. a.) unentbehrlich ist. Die freie Mg^{2+}-Konzentration im Zytoplasma ist 0.5 mM, die gesamtzelluläre Konzentration 20 mM. Für Erwachsene beträgt der Tagesbedarf 10 mmol (0.25g) Magnesium.

Das Calciumgleichgewicht wird hormonell geregelt

Tabelle 4-2 Hormone und Vitamine beeinflussen die Ca^{2+}-Konzentration im Plasma

Effekt auf Plasma-Ca^{2+}	
Anstieg	Abfall
Parathormon Calcitriol[1]	Calcitonin

[1] Aktive Form von Colecalciferol (Vitamin D_3)

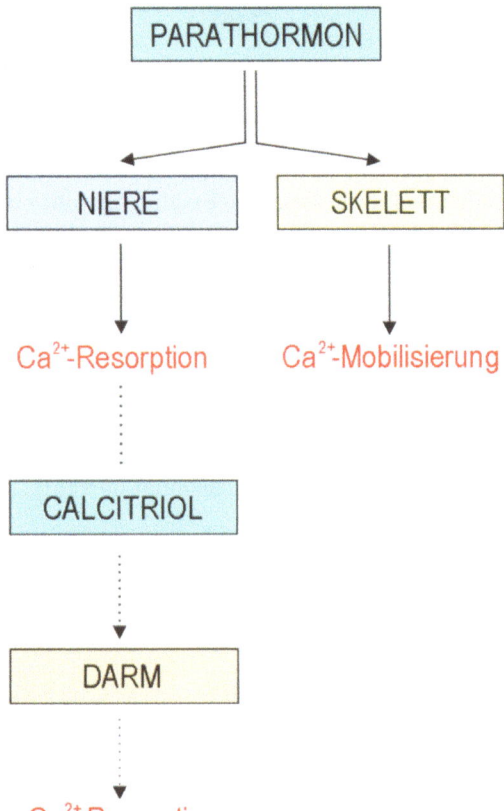

Bild 4-4 **Die Parathormon-Calcitriol-Achse.** Parathormon ist ein Peptid, welches in der Nebenschilddrüse gebildet und bei Ca^{2+}-Abfall im Plasma in die Blutbahn abgegeben wird. Ca^{2+} hemmt über spezifische Ca-Rezeptoren in der Zellmembran die Parathormonsekretion. Direkt und indirekt bewirkt Parathormon einen Ca^{2+}-Anstieg im Plasma. Die Wirkungen werden über spezifische, G-Protein gekoppelte Rezeptoren vermittelt:
- *Direkte Mobilisierung von Ca^{2+}* im Skelett, da durch Hemmwirkung auf die Osteoblastenaktivität die resorptiven Prozesse am Knochen überwiegen.
- *Direkte Stimulierung der Ca^{2+}-Resorption* im früh-distalen Tubulus der Niere.
- *Indirekte Stimulierung der Ca^{2+}-Resorption* im Darm. Parathormon fördert im proximalen Tubulus der Niere die Bildung von aktivem Calcitriol aus Colecalciferol (Vitamin-D_3). Calcitriol stimuliert die Ca^{2+}-Resorption im Darm und möglicherweise auch in der Niere, indem es die Genexpression spezifischer Proteine anregt, die in Ca^{2+}-Resorptionsprozesse involviert sind.

Parathormon senkt außerdem die Phosphatkonzentration im Plasma, indem es die proximal-tubuläre Posphatrückresorption hemmt. Calcitriol fördert die Phosphatresorption in Darm und Niere.

Calcitonin moduliert die Parathormon-Calcitriol-Achse. Das Peptidhormon wird in den parafollikulären (C)-Zellen der Schilddrüse gebildet und bei Ca^{2+}-Anstieg im Plasma in die Blutbahn abgegeben. Ca^{2+} stimuliert über spezifische Ca-Rezeptoren in der Zellmembran die Calcitoninsekretion. Calcitonin fördert den Knochenaufbau durch Hemmung der Osteoklastenaktivität und vermindert die Ca^{2+}- und Phosphatresorption in der Niere (Mechanismus unklar).

Normwerte im Plasma
Ca^{2+} 2.5 mmol/l
Mg^{2+} 1.0 mmol/l

Ungefähr die Hälfte der angegebenen Gesamtkonzentration im Plasma entspricht dem freien, d. h. nicht proteingebundenen (Albumin) oder komplexierten (Citrat) Anteil.

Hypercalcämie kann oft durch Beseitigung der begleitenden Hypovolämie weitgehend korrigiert werden [21]

Mobilisierung von Calcium bei malignen Erkrankungen zählt zu den häufigsten Ursachen eines Ca^{2+}-Anstiegs im Plasma

- **Maligne Erkrankungen** mit oder ohne Knochenmetastasen können über Bildung eines parathormonähnlichen Proteins oder von Cytokinen und Prostaglandinen die Osteoklastenaktivität steigern und Ca^{2+} aus dem Knochengewebe mobilisieren.
- **Gesteigerte Sekretion von Parathormon** (Hyperparathyreoidismus) bei Adenomen oder Hyperplasie der Nebenschilddrüse. *Hypophosphatämie* ist eine typische Begleiterscheinung.
- Ca^{2+}-**Belastung** bei gesteigerter Ca^{2+}-Resorption in Darm und Niere (D-Vitamin-Überdosierung, Thiazid-Diuretika), erhöhtem Knochenumsatz (Hyperthyreose), exzessive Ca^{2+}-Zufuhr (zu schnelle Ca^{2+}-Infusion), u. a.

Symptome

Plasma-Ca^{2+} > 3.0 mmol/l

Polyurie

Einschränkung der Konzentrierungsfähigkeit der Niere. Über spezifische basolaterale Ca-Rezeptoren im dicken aufsteigenden Teil der Henle'schen Schleife dürfte Ca^{2+} eine Hemmwirkung nicht nur auf die Resorption divalenter Kationen sondern auch auf die NaCl-Resorption ausüben. Gegenstrommechanismus und Vasopressinwirkung sind in der Folge beeinträchtigt. Der Harnverlust führt zu *Hypovolämie*, die den Ca^{2+}-Anstieg im Plasma verstärkt. Das Durstgefühl ist durch direkte Wirkung am Durstzentrum gesteigert.

Muskelschwäche,
Obstipation,
Lethargie

Verminderte neuromuskuläre und neuronale Erregbarkeit durch Anheben des Schwellenpotentials auf weniger negative Werte (d. h., das Ruhemembranpotential der Zellen ist weiter vom Schwellenpotential entfernt). Hohe extrazelluläre Ca^{2+}-Konzentrationen behindern die spannungsabhängige Aktivierung der raschen Na-Kanäle. Ca^{2+} bindet wahrscheinlich an fixe negative Ladungen an der Außenseite des Kanalproteins und vermindert durch Ladungsabschirmung den Einfluß des elektrischen Feldes auf den Spannungssensor im Na-Kanal. Außerdem wirkt Ca^{2+} direkt blockierend auf Na-Kanäle.

Hypercalcämische Krise. Lebensbedrohlicher Zustand mit Übelkeit, Erbrechen, Exsiccose, Koma.

Herzrhythmusstörungen	• *Begünstigung später Nachpotentiale,* deren Auftreten durch Überladung der intrazellulären Ca^{2+}-Speicher gefördert wird. Erhöhtes Risiko bei gleichzeitiger Therapie mit Herzglykosiden, adrenergem Stress und Myokardischämie, die ebenfalls zu intrazellulärer Ca^{2+}-Überladung führen. • *Verkürzung des Aktionspotentials.* Durch intrazelluläre Ca^{2+}-Überladung werden repolarisierende K-Kanäle aktiviert und die Inaktivierung der Ca-Kanäle beschleunigt (verkürzte Phase 2 des Aktionspotentials). EKG: *QT-Intervall verkürzt* (verkürzte ventrikuläre Aktionspotentialdauer). • *Bradykardie und AV-Block* meist bei raschem, exzessivem Ca^{2+}-Anstieg im Plasma (zu schnelle Ca^{2+}-Infusion). Ein Anheben des Schwellenpotentials an den Herzmuskelzellen durch Hemmwirkung hoher Ca^{2+}-Konzentrationen auf Ionenkanäle ist oft klinisch wenig relevant, da Begleitveränderungen die elektrophysiologischen Wirkungen der Hypercalcämie teilweise kompensieren. So kommt es aufgrund der häufig bestehenden Hypovolämie zu einem Aldosteronanstieg mit Tendenz zu Hypokalämie, Alkalose und Magnesiummangel.
Therapie	**Basistherapie** ist neben der Ursachenbeseitigung calciumarme Kost (keine Milch oder Milchprodukte) und reichlich Flüssigkeitszufuhr, da die Patienten meist dehydriert sind.
Isotoner Volumenersatz Schleifen-Diuretika	Die Korrektur der Hypovolämie durch Infusion isotoner NaCl-Lösung reicht oft aus, die Hypercalcämie weitgehend zu korrigieren. Schleifen-Diuretika fördern zusätzlich die renale Ca^{2+}-Ausscheidung.
Calcitonin	Hemmung der Osteoklastenaktivität und Förderung der renalen Ca^{2+}-Ausscheidung. Calcitonin hemmt auch den pathologisch erhöhten Knochenumsatz bei Morbus Paget. Übelkeit und Urticaria sind die häufigsten unerwünschten Wirkungen.
Bisphosphonate	*Clodronat,* u. a. Pyrophosphat-Analoge mit hoher Affinität zu Hydroxylapatit. Sie können von Osteoklasten aufgenommen werden und deren Aktivität hemmen (Mechanismus unklar). Einsatz vor allem bei tumorbedingter Hypercalcämie und schmerzhaften Knochenmetastasen, sowie bei Morbus Paget *(Etidronat)* und schwerer Osteoporose *(Alendronat).*
Glucocorticoide	Mittel der Reserve. Förderung der renalen Ca^{2+}-Ausscheidung und Hemmung der intestinalen Ca^{2+}-Resorption (Mechanismus unklar). Langsam (1–2 Wochen) einsetzende Wirkung.

Kaliumphosphat	Eventuell bei Hyperparathyreoidismus als Überbrückungstherapie bis zur operativen Entfernung der Nebenschilddrüsenadenome. Ca^{2+}-Abfall im Plasma durch Förderung des Ca^{2+}-Phosphat-Einbaus im Knochen. Risiko von Ca^{2+}-Phosphat-Ablagerungen in Niere, Pankreas, Herz, u. a.

Hypocalcämie kann mit Calciumsalzen und D-Vitaminen behandelt werden

Oft ist mangelnde Parathormonwirkung Ursache eines Ca^{2+}-Abfalls im Plasma	• **Mangelnde Parathormonwirkung** (Hypoparathyreoidismus) bei verminderter Sekretion (chirurgische Schädigung der Nebenschilddrüse) oder peripherer Parathormonresistenz (Hypomagnesämie, Urämie). *Hyperphosphatämie* ist eine typische Begleiterscheinung. • **Mangelnde D-Vitaminwirkung** bei Vitaminmangelzuständen (Malabsorption) und Vitamin-D-Stoffwechselstörung (Niereninsuffizienz). • **Ca^{2+}-Mangel** bei Mangelernährung, renalem Ca^{2+}-Verlust (Schleifen-Diuretika), Pankreatitis (Ca^{2+}-Komplexierung durch Fettsäuren), Fluorid-Vergiftung (CaF_2-Bildung), u. a.
	Alkalose erhöht das Risiko einer Hypocalcämie, da die Plasmaeiweißkörper einen stärker anionischen Charakter annehmen, sodaß durch vermehrte Ca^{2+}-Bindung der freie, ionisierte Ca^{2+}-Anteil im Plasma noch weiter abfällt.
Symptome	Plasma-Ca^{2+} < 2 mmol/l
Tetanische Krämpfe, Laryngospasmus	Frühsymptome sind Parästhesien an den Extremitäten und Krampfneigung (typische Pfötchenstellung).
	Gesteigerte neuromuskuläre Erregbarkeit durch Absinken des Schwellenpotentials auf negativere Werte (d. h., das Ruhemembranpotential der Zellen ist weniger weit vom Schwellenpotential entfernt). Niedrige extrazelluläre Ca^{2+}-Konzentrationen begünstigen die spannungsabhängige Aktivierbarkeit der raschen Na-Kanäle, da die Hemmwirkung von Ca^{2+} auf Na-Kanalfunktionen abnimmt.
Herzrhythmusstörungen	*EKG: QT-Intervall verlängert* (verlängerte ventrikuläre Aktionspotentialdauer). Es besteht eine Neigung zu Tachykardie (Absinken des Schwellenpotentials). Ein Absinken des Schwellenpotentials an den Herzmuskelzellen ist oft klinisch wenig relevant, da Begleitveränderungen (Acidose, Hypermagnesämie bei Niereninsuffizeinz, u. a.) die elektrophysiologischen Wirkungen der Hypocalcämie teilweise kompensieren.

Osteomalazie, Rachitis	Verminderte Mineralisierung der Knochenmatrix.
	Langzeitfolgen einer Hypocalcämie können Zahnanomalien, Brüchigkeit der Nägel, Depressionen und Katarakt sein.
Therapie	
Calciumsalze	• *Perorale Substitution.* Calciumreiche Kost (Milch und Milchprodukte) unterstützt durch Gabe von Calciumsalzen (Calciumcarbonat, u. a.).
	• *Parenterale Substitution.* Bei peroral nicht behandelbaren und schweren Formen von Hypocalcämie. *Langsame* Infusion von Calciumgluconat, u. a. Rascher, überhöhter Ca^{2+}-Anstieg im Plasma kann zu Bradykardie und Vasodilatation führen.
D-Vitamine	*Colecalciferol* (Vitamin-D_3), *Calcitriol* (aktive Form von Vitamin-D_3) bei Hypoparathyreoidismus, Osteomalazie und zur Rachitisprophylaxe. Stimulierung der Ca^{2+}-Resorption in Darm und Niere.

Hypermagnesämie: Calcium antagonisiert die toxischen Effekte von Magnesium

Magnesiumbelastung bei Niereninsuffizienz kann zu gefährlichem Mg^{2+}-Anstieg im Plasma führen	Magnesiumhaltige Medikamente (Antacida, u. a.) müssen bei Niereninsuffizienz vermieden werden.
Symptome	Plasma-Mg^{2+} > 2 mmol/l
Muskelschwäche, Lähmungen, Lethargie, Atemdepression	*Verminderte neuromuskuläre und neuronale Erregbarkeit.* Überhöhte extrazelluläre Mg^{2+}-Konzentrationen beeinträchtigen Ca^{2+}-abhängige Prozesse (Transmitterfreisetzung, u. a.)
Herzrhythmusstörungen, Blutdruckabfall	*Bradykardie, AV-Überleitungsverzögerung* durch Beeinträchtigung Ca^{2+}-abhängiger Prozesse („slow response"-Potentiale in Sinus- und AV-Knoten, u. a.). Begleitende Hyperkalämie und Acidose, die kombiniert bei Niereninsuffizienz auftreten können, verstärken die kardiodepressive Wirkung einer Hypermagnesämie.
Therapie	
Calciumgluconat	*Langsame* Infusion. Ca^{2+} antagonisiert die toxischen Effekte von Mg^{2+} an Muskel- und Nervenzellen.
Hämodialyse	Effektivste Maßnahme.

Hypomagnesämie kann durch magnesiumreiche Kost und Gabe von Magnesiumsalzen behoben werden[22]

Chronischer Alkoholismus ist häufig Ursache eines Mg^{2+}-Mangels

- **Unzureichende Mg^{2+}-Zufuhr** bei Resorptionsstörungen und Fehlernährung durch chronischen Alkoholismus, Diarrhoe, Laxantien, u. a.
- **Renaler Mg^{2+}-Verlust** bei Hyperaldosteronismus, Diuretika, u. a.

Symptome

Plasma-Mg^{2+} < 0.4 mmol/l

Tremor, Krämpfe, Verwirrtheitszustände

Gesteigerte neuromuskuläre Erregbarkeit, die oft auf synergistische Wirkung von zellulärem Mg^{2+}-Mangel und begleitender Hypokaliämie und Hypocalcämie zurückzuführen ist.

Herzrhythmusstörungen

Begünstigung tachykarder Arrhythmien insbesondere bei synergistischer Wirkung von zellulärem Mg^{2+}-Mangel und begleitender Hypokaliämie und Hypocalcämie.

Erhöhtes Risiko bei gleichzeitiger Therapie mit Herzglykosiden (verstärkte Toxizität) und adrenergem Stress (Mg^{2+}-Freisetzung aus Herzmuskelzellen, K^+-Abfall im Plasma).

Neigung zu Hypokaliämie

Zellulärer Mg^{2+}-Mangel führt möglicherweise in manchen Tubulusabschnitten der Niere zu gesteigerter Aktivität Mg^{2+}-abhängiger luminaler K-Kanäle, sodaß es zu renalen K^+-Verlusten kommt. Hyperaldosteronismus verstärkt zusätzlich die K^+-Verluste über die Niere.

Neigung zu Hypocalcämie

Mg^{2+}-Mangel vermindert die Parathormonwirkung (Mechanismus unklar).

Therapie

Magnesiumsalze

- *Perorale Substitution*. Magnesiumreiche Kost (Hülsenfrüchte, Getreide, Bananen) unterstützt durch Gabe von Magnesiumsalzen (Magnesiumcitrat, u. a.)
- *Parenterale Substitution*. Bei schwerem Mg^{2+}-Mangel Infusion von Magnesiumsulfat, u. a.

Therapie der Acidose

Wirkstoff	Handelsname	
Natriumbicarbonat	NATRIUM BI-CARBONAT	
	„Fresenius"	[A]
	„Braun"	[D, CH]
Natriumcitrat	ACETOLYT	[A, D]
	Andere	
Trometamol	TRIS „Fresenius"	[A]
	THAM „Braun"	[D, CH]

Therapie der Alkalose

Wirkstoff	Handelsname	
Arginin.HCl	ARGININHYDRO-CHLORID 21%	
	„Braun"	[D, CH]
	Andere	
Lysin.HCl	L-LYSINHYDRO-CHLORID	
	„Fresenius"	[A]
	Andere	

Therapie der Hyperkaliämie

Wirkstoff	Handelsname	
Kationen-Austauscher		
Natriumpolystyren-Sulfonat	RESONIUM A	[A, D, CH]
Insulin/Glucose		
Normalinsulin	INSULINE „Novo Nordisk"	[A, D, CH]
	Andere	
Glucose 40%	GLUCOSE 40%	
	„Fresenius"	[A]
	„Braun"	[D, CH]
	Andere	
ß$_2$-Adrenozeptor-Agonisten		
Salbutamol	SULTANOL	[A, D]
	VENTOLIN	[CH]
	Andere	
Calcium		
Calciumgluconat	CALCIUM	
	„Fresenius"	[A]
	„Braun"	[D]
	GLUCO-CALCIUM	[CH]
	Andere	

[...] Registriert in Österreich (A), Bundesrepublik Deutschland (D) und Schweiz (CH).

Therapie der Hypokaliämie

Wirkstoff	Handelsname	
Kaliumsalze peroral		
Kaliumchlorid	KCL-RETARD	
	„Zyma"	[A, D, CH]
	Andere	
Kaliumbicarbonat/	KALIORAL	[A]
Kaliumcitrat	KALINOR	[D]
Kaliumsalze parenteral		
Kaliumbicarbonat	KALIUM BI-CARBONAT	
	„Leopold"	[A]
Kaliumchlorid	KALIUM-CHLORID	
	„Braun"	[A, D, CH]
	Andere	
Kaliumlactat	KALIUM-LACTAT	
	„Leopold"	[A]
	„Fresenius"	[D]
	„Braun"	[CH]
Kalium-L-malat	KALIUM-L-MALAT	
	„Fresenius"	[A]
Kaliumphosphat	KALIUM-PHOSPHAT	
	„Fresenius"	[A]
	„Braun"	[CH]

[...] Registriert in Österreich (A), Bundesrepublik Deutschland (D) und Schweiz (CH).

Therapie der Hypercalcämie

Wirkstoff	Handelsname	
Schleifen-Diuretika		
Furosemid	LASIX	[A, D, CH]
	Andere	
Calcitonin	CIBACALCIN	[A, D, CH]
	CASALM	[A, D]
	MIACALCIC	[CH]
	Andere	
Bisphosphonate		
Clodronat	BONEFOS	[A, D, CH]
	Andere	
Glucocorticoide		
Hydrocortison	HYDROCOR-TONE	[A, CH]
	HYDROCORTISON „Hoechst"	[D]
Prednisolon	APREDNISOLON	[A]
	DECORTIN	[D]
	PREDNISOLON „Galepharm"	[CH]
	Andere	
Kaliumphosphat	KALIUMPHOSPHAT	
	„Fresenius"	[A]
	„Braun"	[CH]

[...] Registriert in Österreich (A), Bundesrepublik Deutschland (D) und Schweiz (CH).

Therapie der Hypermagnesämie

Wirkstoff	Handelsname	
Calciumgluconat	CALCIUM	
	„Fresenius"	[A]
	„Braun"	[D]
	GLUCO-CALCIUM	[CH]

Therapie der Hypocalcämie

Wirkstoff	Handelsname	
Calciumsalze peroral		
Calciumaspartat	CALCIRETARD	[D]
Calciumcarbonat	BIOLECTRA-Calcium	[A, D]
	MAXI-CALC	[CH]
	Andere	
Calciumcitrat	MAXI-KALZ	[A]
	CALCIUM forte von ct	[D]
	Andere	
Calciumgluconat	CALCIPOT	[D]
Calciumlacto-gluconat	CALCIUM „Sandoz" forte	[A, D, CH]
Calciumsalze parenteral		
Calciumaspartat	CALCIRETARD	[D]
Calciumchlorid	CALCIUM-CHLORID	
	„Fresenius"	[A]
	„IMS"	[CH]
Calciumglubionat	CALCIUM „Sandoz" Ampullen	[A, D, CH]
Calciumgluconat	CALCIUM	
	„Fresenius"	[A]
	„Braun"	[D]
	GLUCO-CALCIUM	[CH]
	Andere	
Calciumlaevulinat	CALCILIN	[A]
D-Vitamine		
Calcitriol	CALCIJEX	[A, CH]
	ROCALTROL	[A, D, CH]
Colecalciferol	VI-DE 3	[A, CH]
	VIGANTOL	[D]
	Andere	

[...] Registriert in Österreich (A), Bundesrepublik Deutschland (D) und Schweiz (CH).

Therapie der Hypomagnesämie

Wirkstoff	Handelsname
Magnesiumsalze peroral	
Magnesiumadipat	MAGNESIUM 50 „Apogepha" [D] Andere
Magnesiumcarbonat	IROVITON-Magnesium [A] MAGNESIUM 100 „Jenapharm" [D] Andere
Magnesiumcitrat	MAGNESIUM – Diasporal [A, D, CH] Andere
Magnesiumgluconat	ULTRAMAG [A] Andere
Magnesium-DL-hydrogenaspartat	MAGVITAL [A, CH] MG 5-LONG-ORAL [D, CH] Andere
Magnesiumoxid	BIOLECTRA-Magnesium [A, D] Andere
Magnesiumsalze parenteral	
Magnesiumaspartat	MAGNESIO-CARD [D, CH]
Magnesiumchlorid	MAGNESIUM-CHLORID „Fresenius" [A]
Magnesiumgluconat	MAGNESIUM gluconicum „LH" [A]
Magnesiumlaevulinat	MAGNESIUM-Diasporal-Ampullen [A, D, CH]
Magnesiumsulfat	CORMAGNESIN [A, D] MG 5-SULFAT [D, CH] Andere

[...] Registriert in Österreich (A), Bundesrepublik Deutschland (D) und Schweiz (CH).

LITERATURVERZEICHNIS

Allgemein

Jackson, E. K. In Goodman & Gilman's The Pharmacological Basis of Therapeutics (J. G. Hardman, L. E. Limbird, eds.), 9th ed., Chapter 29, Diuretics; Chapter 30, Vasopressin and Other Agents Affecting Renal Conservation of Water; Chapter 31, Renin and Angiotensin. New York: McGraw-Hill, **1995**.

Rose, B. D. Clinical Physiology of Acid-Base and Electrolyte Disorders 4th ed. New York: McGraw-Hill, **1994**.

Seldin, D. W.; Giebisch, G. (eds.). The Kidney: Physiology and Pathophysiology, 2nd ed. New York: Raven Press, **1992**.

Zitiert

1. Knepper, M. A.; Wade, J. B.; Terris, J.; Ecelbarger, C. A.; Marples, D.; Mandon, B.; Chou, C. L.; Kishore, B. K.; Nielsen, S. Renal aquaporins. *Kidney Int.* 49: 1712–1717, **1996**.

   McCoy, D.E.; Bhattacharya, S.; Olson, B. A.; Levier, D. G.; Arend, L. J.; Spielman,W. S. The renal adenosine system: structure, function, and regulation. *Semin. Nephrol.* 13: 31–40, **1993**.

   Pritchard, J. B.; Miller, D. S. Renal secretion of organic anions and cations. *Kidney Int.* 49: 1649–1654, **1996**.

2. Haas, M. The Na-K-Cl cotransporters. *Am. J. Physiol.* 267: C869–C885, **1994**.

   Isenring, P; Forbush, B, 3rd. Ion and bumetanide binding by the Na-K-Cl cotransporter. Importance of transmembrane domains. *J. Biol. Chem.* 272: 24556–24562, **1997**.

3. Calder, J. A.; Schachter, M.; Sever, P. S. Potassium channel opening properties of thiazide diuretics in isolated guinea pig resistance arteries. *J. Cardiovasc. Pharmacol.* 24: 158–164, **1994**.

   Friedman, P. A. Codependence of renal calcium and sodium transport. *Annu. Rev. Physiol.* 60: 179–197, **1998**.

4. Garty, H.; Palmer, L. G. Epithelial sodium channels: function, structure, and regulation. *Physiol. Rev.* 77: 359–396, **1997**.

5. Aki, Y; Tomohiro, A; Nishiyama, A; Kiyomoto, K; Kimura, S; Abe, Y. Effects of KW-3902, a selective and potent adenosine A1 receptor antagonist, on renal hemodynamics and urine formation in anesthetized dogs. *Pharmacology.* 55: 193–201, **1997**.

   van Buren, M; Bijlsma, J. A.; Boer, P.; van Rijn, H. J.; Koomans, H. A. Natriuretic and hypotensive effect of adenosine-1blockade in essential hypertension. *Hypertension.* 22: 728–734, **1993**.

6. Weir, M. R.; Flack, J. M.; Applegate, W. Tolerability, safety, and quality of life and hypertensive therapy: the case for lowdose diuretics. *Am. J. Med.* 101: 83S–92S, **1996**.

7. Coote, J. H. Medicine and mechanisms in altitude sickness. Recommendations. *Sports Med.* 20: 148–159, **1995**.

   Wagner, J. A.; Chao, A. C.; Gardner, P. Molecular strategies for therapy of cystic fibrosis. *Annu. Rev. Pharmacol. Toxicol.* 35: 257–276, **1995**.

   Wasnich, R. D.; Davis, J. W.; He, Y. F.; Petrovich, H; Ross, P. D. A randomized, double-masked, placebo-controlled trial of chlorthalidone and bone loss in elderly women. *Osteoporos. Int.* 5: 247–251, **1995**.

8. Capasso, G.; Pica, A.; Saviano, C.; Rizzo, M.; Mascolo, N; DeSanto, N. G. Clinical complications of diuretic therapy. *Kidney Int.* Suppl. 59: S16–20, **1997**.

9. Goldstein, R. S.; Schellmann, R. G. Toxic response of the kidney. In Casarett & Doull's Toxicology: The basic science of Poisons (C. D. Klaassen, ed.), 5th ed., pp. 417–442. New York: McGraw-Hill, **1996**.

10. King, J. A.; Fray, J. C. Hydrogen and potassium regulation of (pro)renin processing and secretion. *Am. J. Physiol.* 267: F1–F12, **1994**.

11. Verrey, F. Transcriptional control of sodium transport in tight epithelial by adrenal steroids. *J. Membr. Biol.* 144: 93–110, **1995**.

12. Franzosi, M. G.; Santoro, E.; Zuanetti, G.; Baigent, C.; Collins, R.; Flather, M.; Kjekshus, J.; Latini, R.; Liu, L. S.; Maggioni, A. P.; Sleight, P.; Swedberg, K.; Tognoni, G.; Yusuf, S.; Tavazzi, L.; Ball, S.; Kober, L.; TorpPedersen, C.; Braunwald, E.; Moye, L; Pfeffer, M.; Santoro, L.; Pogue, J; Wang, Y. Indications for ACE inhibitors in the early treatment of acute myocardial infarction: Systematic overview of individual data from 100 000 patients in randomized trials. *Circulation.* 97 : 2202–2212, **1998**.

    Ruilope, L.M. Renoprotection and renin-angiotensin system blockade in diabetes mellitus. *Am. J. Hypertens.* 10: S325–S331, **1997**.

13. Johnston, C. I.; Naitoh, M.; Burrell, L. M. Rationale and pharmacology of angiotensin II receptor antagonists: current status and future issues. *J. Hypertens.* 15: S3–S6, **1997**.

    Pitt, B., Segal, R., Martinez, F. A., Meurers, G., Cowley, A. J., Thomas, I., Deedwania, P. C., Ney, D. E., Snavely, D. B., Chang, P. I. Randomised trial of losartan versus captopril over 65 with heart failure (Evaluation of Losartan in the Elderly Study, ELITE). *Lancet* 349: 747–752, **1997**.

14. Chatelain, R. E.; Ghai, R. D.; Trapani, A. J.; Odorico, L.M.; Dardik, B.N.; De-Lombaert, S.; Lappe, R.W.; Fink, C.A. Antihypertensive and natriuretic effects of CGS 30440, a dual inhibitor of angiotensin-converting enzyme and neutral endopeptidase. *J. Pharmacol. Exp. Ther.* 284: 974-982, **1998**.

    Lin, C.; Frishman, W.H. Renin inhibition: a novel therapy for cardiovascular disease. *Am. Heart. J.* 131 : 1024-1034, **1996**.

15. Knepper, M. A. Molecular physiology of urinary concentrating mechanism: regulation of aquaporin water channels by vasopressin. *Am. J. Physiol.* 272 : F3–F12, **1997**.

16. Kitiyakara, C.; Wilcox, C. S. Vasopressin V2-receptor antagonists: panaceas for hyponatremia? *Curr. Opin. Nephrol. Hypertens.* 6: 461–467, **1997**.

17. Beguin, P.; Beggah, A.; Cotecchia, S.; Geering, K. Adrenergic, dopaminergic, and muscarinic receptor stimulation leads to PKA phosphorylation of Na-K-ATPase. *Am. J. Physiol.* 270: C131–C137, **1996**.

    Sweeney, G.; Klip, A. Regulation of the Na-K-ATPase by insulin: Why and how? *Mol. Cell. Biochem.* 182 : 121–133, **1998**.

18. Greenberg, A. Hyperkalemia: treatment options. *Semin. Nephrol.* 18 : 46–57, **1998**.

19. Roden, D. M. A practical approach to torsade de pointes. *Clin. Cardiol.* 20 : 285–290, **1997**.

    Shapiro, J. I.; Banerjee, A.; Reiss, O. K.; Elkins, N. Acute and chronic hypokalemia sensitize the isolated heart to hypoxic injury. *Am. J. Physiol.* 43 : H1598–H1604, **1998**.

    Thompson, C. B.; McDonough, A. A. Skeletal muscle Na,K-ATPase alpha and beta subunit protein levels respond to hypokalemic challenge with isoform and muscle type specificity. *J. Biol. Chem.* 271 : 32653–32658, **1996**.

20. Brown, E. M.; Pollak, M.; Hebert, S. C. The extracellular calcium-sensing receptor: its role in health and disease. *Annu. Rev. Med.* 49: 15–29, **1998**.

    Quamme, G. A. Renal magnesium handling: new insights in understanding old problems. *Kidney Int.* 52: 1180–1195, **1997**.

    Whang, R. Clinical disorders of magnesium metabolism. *Compr. Ther.* 23 : 168–173, **1997**.

21. Chisholm, M.A.; Mulloy, A.L.; Taylor, A.T. Acute management of cancer-related hypercalcemia. *Ann. Pharmacother.* 30: 507–513, **1996**.

22. Kelepouris, E.; Agus, Z.S. Hypomagnesemia: renal magnesium handling. *Semin. Nephrol.* 18: 58–73, **1998**.

    Romani, A.; Scarpa, A. Hormonal control of Mg^{2+} transport in the heart. *Nature.* 346: 841–844, **1990**.

23. Austria-Codex Fachinformation 3.00. Wien: Österreichische Apotheker-Verlagsgesellschaft m.b.H., **1998**.

    Arzneimittel-Kompendium der Schweiz (J. Morant, H. Ruppaner, eds.); *Internet*: http:// www.documed.ch; Basel: Documed AG, **1998**.

    Rote Liste® Arzneimittelverzeichnis (Rote Liste® Service GmbH, eds.); *Internet*: http://www.roteliste.de; Frankfurt: ECV-Verlag, **1998**.

INDEX

Hauptdiskussionen sind **halbfett** gekennzeichnet; Seitenzahlen mit B verweisen auf eine Abbildung, Seitenzahlen mit T auf eine Tabelle.

A

ACCUPRO (Quinapril), 43T
ACE-Hemmer, **38–41**
   Siehe auch Angiotensin-Konversions-Enzym (ACE); und individuelle Substanzen
   Arzneimittelwechselwirkungen, 17, 19, 22, 37, **40**
   Handelspräparate, 43T
   Indikationen
      Diabetische Nephropathie, 39
      Herzinsuffizienz, 38
      Hypertonie, 38
      Myokardinfarkt, Nachbehandlung, 39
   Kontraindikationen, 41
   Mechanismus, 38
   Risikosituationen, 41
   Schwangerschaft und, 41
   Unerwünschte Wirkungen, **39–40**, 60
   Wirkstoffe, 38, 43T
   Wirkungen, 38
ACEMIN (Lisinopril), 43T
ACERBON (Lisinopril), 43T
Acetazolamid, 10, 29T
ACETOLYT (Natriumcitrat), 72T
Acidose, **55–57**, 69, 70
   durch Aldosteron-Antagonisten, 37
   durch Diuretika, 17, 19, 22
   K^+-Anstieg im Plasma bei, 56, 60
   Metabolische, 55
   Respiratorische, 55
   Symptome, 55–56
   Therapie, 56–57, 72T
Adenosin, Botenstoff im tubuloglomerulären Feedback **4B**, 11, 32
Adenosin-Rezeptor-Antagonisten
   Siehe auch Dipropyl(Methyl)xanthine
   Diuretische Wirkung von, 11
Adenylylcyclase, 33, 46
Adrenalin
   Siehe auch Katecholamine; Noradrenalin; Sympathikus
   Angiotensin II, Freisetzung durch, 34
   Hypokaliämie durch, 18, **59**, 63
   Na^+-Resorption, Stimulierung der, 5T
   Nachpotentiale durch, 68
Adrenocorticotropes Hormon (ACTH)
   Aldosteronfreisetzung durch, 35
Adrenogenitales Syndrom, Therapie mit Mineralocorticoiden, 36
ß-Adrenozeptoren, 20
   Juxtaglomeruläre Zellen, Förderung der Reninsekretion, 32
   Skelettmuskel, Förderung der K^+-Aufnahme, 18, **59**, 60, 62
$ß_2$-Adrenozeptor-Agonisten
   Siehe auch Fenoterol; Salbutamol
   Hyperkaliämie, Therapie der, 62, 72T
   Hypokaliämie durch, 18, 63
ß-Adrenozeptor-Antagonisten
   Hyperkaliämie durch, 40, 60

   Reninfreisetzung, Hemmung der, 32
Afferente Arteriole, *siehe* Glomerulus
Aktionspotential, Herzmuskelzelle, 61B
   Veränderungen bei
      Hypercalcämie, 68
      Hyperkaliämie, 61
      Hypermagnesämie, 70
      Hypocalcämie, 69
      Hypokaliämie, 63
Albuminurie, Diuretika und, 16
ALDACTONE (Spironolacton), 43T
Aldosteron, **34–35**, 37
   Siehe auch Hyper(Hypo)aldosteronismus; Mineralocorticoide; Renin-Angiotensin-Aldosteron
   Freisetzung, 34, 35, 58
   Hauptwirkort, 35B
   Wirkungen, 5, 20, **35**, 60
Aldosteron-Antagonisten, **36–37**
   Siehe auch individuelle Substanzen
   ACE-Hemmer und, 40
   Handelspräparate, 43T
   Indikationen
      Hyperaldosteronismus, 13, 15, 36–37
   Kontraindikationen, 37
   Mechanismus, 36
   Schwangerschaft und, 37
   Unerwünschte Wirkungen, 37, 60
   Wirkstoffe, 36, 43T
   Wirkungen, 36
Alendronat, 68
Alkalose, **57–58**, 64, 65, 68
   durch Diuretika, 17, 57
   Hypocalcämie, Erhöhtes Risiko von, 69
   K^+-Abfall im Plasma bei, **59**, 63
   Kontraktionsalkalose, 17, 57
   Metabolische, 57
   Respiratorische, 57
   Symptome, 58
   Therapie, 58, 72T
Alkoholismus, 21
   Hypomagnesämie bei, 71
Allergie, 21, 22, 37
Aluminium, Citrat und, 56
Amenorrhoe, 37
Amilorid, 9, 20, 29T
   Cystische Fibrose, Therapie, 15
   Kationensystem, Sekretion über, 4T
   Lithium-bedingte Polyurie, Therapie, 14
Aminoglykoside, 21
   Nierenschädigung durch, 24–25
Aminosäuren, Resorption von, 1T, 2T
Ammonium-Ionen (NH_4^+)
   Hypokaliämie, Bildung bei, 18, 22, **65**
   Sekretion von, 1T, 2T
Amphotericin B, Nierenschädigung, 25
Analgetika, nicht-opioidartige,
   Siehe auch Salicylate
   ACE-Hemmer und, 40
   Diuretika und, 17, 21
   Nierenschädigung durch, 26

   Reninsekretion, Verminderung der, 32
Angina pectoris, 18, 20, 58, 59
Angioneurotisches Ödem, 40
Angiotensin, Bildung, **32**
   Siehe auch Renin-Angiotensin-Aldosteron
Angiotensin I, 32, 41
Angiotensin II, 32, 42
   ACE-Hemmer, Wirkungsabschwächung durch, 17, **38**, 39
   Glomeruläre Filtration und, 17, 39
   Vasopressinsekretion, Stimulierung der, 45
   Wirkungen, 5, 21, 22, **33–34**, 35
   AT_1-Rezeptor, 33, 34, 35, 41
   AT_2-Rezeptor, 33
Angiotensin III/ IV, 32
Angiotensin-Konversions-Enzym (ACE), 32, 38, 42
   Siehe auch ACE-Hemmer
Angiotensin-Rezeptor-Antagonisten, **41–42**
   Siehe auch individuelle Substanzen
   Handelspräparate, 43T
   Indikationen
      Hypertonie, 42
   Mechanismus, 41
   Schwangerschaft und, 42
   Unerwünschte Wirkungen, 42
   Wirkstoffe, 42, 43T
Angiotensinogen, 32
Analoge als Renin-Inhibitoren, 42
Anionen, organische, 1T, 3B, 4T, 27
   Siehe auch Anionensystem
Anionensystem, **3B**, 20, 21, 27
   Substrate, 4T
Antacida, 56, 70
   ACE-Hemmer und, 40
Antiarrhythmika, erhöhte Toxizität bei Hypokaliämie, 19, 64
Antidiabetika, Diuretika und, 22
Antidiuretisches Hormon (ADH), *siehe* Vasopressin
Antihämophiler Faktor (VIII), 47
Antihypertensiva
   ACE-Hemmer, 38, 39, 40
   Angiotensin-Rezeptor-Antagonisten, 42
   Diuretika, 7, 14, 22
   Dualhemmstoffe, 42
   Renin-Inhibitoren, 42
Antiport, Übersicht, 2B, 2T
   Anionensystem und, 3B
   Kationensystem und, 4B
   KCl,H-Antiport, 31
   Na,Ca-Antiport, 7B, 8
   Na,H-Antiport, 2T, 4B, **9B**, 55
      Angiotensin II, Stimulierung durch, 21, **33B**
   Urat,OH-Antiport, 21
Anurie, 22, 23, 27
APREDNISOLON (Prednisolon), 73T
APROVEL (Irbesartan), 43T
AQUAPHOR (Xipamid), 29T
AQUAPHORIL (Xipamid), 29T
Aquaporine, 2B, **12**

Vasopressin, Einbau in die Zellmembran durch, 5, **46B**
Aquaretika, 12
ARELIX (Piretanid), 29T
Arginin.HCl, 58, 72T
Argipressin, 47, 49T
Arrhythmien, *siehe* Herzrhythmusstörungen
Asthma bronchiale, Acidose bei, 55
Aszites, Therapie mit Diuretika, 13
ATACAND (Candesartan), 43T
Atemdepression, Acidose bei, 55, 57
Atheroseroserisiko bei Diuretika, 20
Atriale Natriuretische Peptide (ANP), 5, 35, 42, 45
ANP_A-Rezeptor, 5
Autoimmunkrankheiten
    ACE-Hemmer, Risiko von, 41
AV-Block bei
    Hypercalcämie, 68
    Hypermagnesämie, 70
Azosemid, 6, 29T

B

Barorezeptorenreflex, 16, 45, 48, 52
BAYCARON (Mefrusid), 29T
Benazepril, 43T
Bendroflumethiazid, 29T
Benzbromaron, 21
Bicarbonat (HCO_3^-), 10, 15, 55, 57
    Siehe auch Natriumbicarbonat
    Citrat, metabolisiert zu HCO_3^-, 56, 65
    Kontraktionsalkalose,17, 57
    Plasmakonzentration, 54
    Puffersystem, 54–55
    Resorption, renale, 1T, **9B**, 10
    Verlust, Acidose durch, 10, 15, 17, 55
BIROBIN (Metolazon), 29T
Bisphosphonate, 68, 73T
Blei, Nierenschädigung durch, 27
Blutdruckabfall
    durch ACE-Hemmer, 39, 40, 41
    durch Angiotensin-Rezeptor-Antagonisten, 42
    durch Schleifen-Diuretika, 17
    bei Hypermagnesämie, 70
    Vasopressinsekretion bei, 45
    Reninfreisetzung bei, 31–32
Blutdruckanstieg, *siehe* Hypertonie
Blutgerinnung, Vasopressin und, 47
Blutvolumen, effektives zirkulierendes
    Reninsekretion bei Abnahme des, 37, 57
    Vasopressinsekretion bei Abnahme des, 13, 48, 52
BONEFOS (Clodronat), 73T
Bradykardie bei
    Hypercalcämie, 68
    Hyperkaliämie, 19, 62
    Hypermagnesämie, 70
Bradykinin, 32, 42
    ACE-Hemmer, Anstieg durch, 38–40
Bumetanid, 6, 29T
BURINEX (Bumetanid), 29T
Butizid, 29T

C

Ca (Ca^{2+})-, *siehe auch* Calcium
Ca-ATPase, 7B
Ca-Kanal, 7B, 8, 32
Ca-Kanal-Hemmer, 22, 38
Cadmium, Nierenschädigung durch, 28
Calbindin, 7
CALCIJEX (Calcitriol), 73T
Calcitonin, **66**, 73T
    Hypercalcämie, Therapie, 68
Calcitriol (aktive Form von Vitamin D_3), **66**, 73T
    Hypocalcämie, Therapie, 70
Calcium, 65
    Siehe auch Hyper(Hypo)calcämie
    Aktionspotential, Herzmuskel, 61B
    Aldosteronbildung, Förderung, 34, 35
    Bindungsproteine, 7, 65, 67, 69
    Ca-Rezeptoren, 66, 67
    Gleichgewicht, 66
        Störungen, 67–70
    Hyperkaliämie, Therapie, 63
    Hypermagnesämie, Therapie, 70
    Kanal, *siehe* Ca-Kanal
    Konzentration
        Intrazellulär, 65
        Plasma, Normwerte, 67
    Myofibrillen, Sensitivität bei Acidose, 55
    Reninsekretion, Hemmung der, 31, 32
    Resorption, renale, 1T, 6B, 7B
        Förderung durch
            Calcitriol, 66, 70
            Parathormon, 5, **66**
            Thiazid-Diuretika, 8, 14, 19, 67
        Hemmung durch
            Calcitonin, 66
            Glucocorticoide, 68
            Schleifen-Diuretika, **6B**, 14, 19, 69
    Signaltransduktion durch, 33, 45
    Substitution, 70, 73T
        Siehe auch individuelle Salze
    Tagesbedarf, 65
    Vasokonstriktion, 34, 47
Calciumaspartat, 73T
Calciumcarbonat ($CaCO_3$), 51, 54, 70, 73T
Calciumchlorid ($CaCl_2$), 51, 73T
Calciumcitrat, 73T
Calciumglubionat, 73T
Calciumgluconat, 63, 70, 72T, 73T
Calciumlactogluconat, 73T
Calciumlävulinat, 73T
Calciumphosphat ($CaHPO_4$), 54, 69
Calmodulin, 65
cAMP, *siehe* Cyclisches AMP
Candesartan, 43T
Canrenon, 36
Captopril, 38, 43T
Carboanhydrase
    in Erythrozyten, 54
    im proximalen Tubulus, 9, 10, 55
Carboanhydrase-Hemmstoffe, **9–10**
    Siehe auch individuelle Substanzen
    Anionensystem, Sekretion über, 4T
    Glomeruläre Filtrationsrate und, 10
    Handelspräparate, 29T
    Hauptwirkort, 9
    Indikationen
        Epilepsie, 15
        Glaukom, 15
        Höhenkrankheit, 15
        Morbus Ménierè, 15
        Ödeme, 15
        Pankreatitis, 15
    Kontraindikationen, 22
    Mechanismus, 9
    Unerwünschte Wirkungen, 17, 21
    Wirkstoffe, 10, 29T
    Wirkungen, 10
CARDIOPRIL (Spirapril), 43T
CASALM (Calcitonin), 73T
Cathepsin G, 32
Cephalosporine, 4T
Chemiosmotische Exozytose
    Reninsekretion durch, 31
Chlorid, Resorption, 1T, 2T, 6B, 7B, 8B
    Siehe auch Hypochlorämie
    Kanal, *siehe* Cl-Kanal
Chloroform, Nierenschädigung durch, 27
Chlortalidon, 7, 29T
Cholesterin, 20, 34, 39
Cholin, 4T
Chymase, kardiale, 32
CIBACALCIN (Calcitonin), 73T
CIBACEN (Benazepril), 43T
Cilazapril, 43T
Cimetidin, 4T
Cisplatin, Nierenschädigung durch, 25–26
Citrat, 1T, 2T, 56, 65
    Siehe auch Calciumcitrat; Kaliumcitrat; Natriumcitrat
Cl (Cl^-)-, *siehe auch* Chlorid
Cl-Kanal, 6B, 7B, 31B
Clodronat, 68, 73T
CO_2, *siehe* Kohlendioxid
Coffein, 11
Colecalciferol (Vitamin D_3), **66**, 73T
    Hypocalcämie, Therapie, 70
Coma hepaticum, Hypokaliämie und, 22, 65
Conn-Syndrom, 36
Corticosteron, 34
COSAAR (Losartan), 43T
COVERSUM (Perindopril), 43T
Cyclisches AMP (cAMP), 18
    Reninsekretion, Förderung der, 31, 32
    Signaltransduktion durch, 14, 26, 33, 46
Cyclosporin A, Nierenschädigung durch, 25
Cystische Fibrose
    Amilorid, Therapie mit, 15

D

D-Vitamine, 66, 69, 70, 73T
    Siehe auch Colecalciferol; Calcitriol
DECORTIN (Prednisolon), 73T
Dehydratation, *siehe* Hydratationsstörungen
DELIX (Ramipril), 43T
Demyelinisierung, 53
Desmopressin, 47, 48, 49T
Diabetes insipidus, 53
    Siehe auch Vasopressin
    Nephrogener (renaler), **14**, 26, 47
    Zentraler, 47

Diabetes mellitus
 Siehe auch Hyperglykämie
 Diuretika-Therapie, Risiko bei, 20, 22
 Hyperosmolares Koma, 11, 53
 Ketoacidose, 55, 56
 Nephropathie
  ACE-Hemmer, Therapie mit, 39
Diacylglycerin, 33, 45
DIAMOX (Acetazolamid), 29T
Diarrhoe, 21, 37, 42, 55, 63, 71
 Rehydratation, perorale, 53
Diclofenamid, 10, 29T
Dihydrofolatreduktase, Hemmung durch Triamteren, 21
DIOVAN (Valsartan), 43T
Dipropylxanthine, 11
Distaler Tubulus
 Funktionen, Übersicht, 1
  Frühdistal, 7B
  Spätdistal, 8B
 Wirkungen von
  Aldosteron, 5, 35B
  Kaliumsparenden Diuretika, 8–9
  Parathormon, 5, 66
  Thiazid-Diuretika, 7–8
Diurese, 5
 Forcierte Diurese, 14
 Osmotische Diurese, 5
 Wasserdiurese, 5, 12
Diuretika, 1–23
 Siehe auch individuelle Klassen
 Arzneimittelwechselwirkungen, 21–22
 Handelspräparate, 29T–30T
 Harnflußsteigerung durch, 5
 Indikationen
  Hypertonie, 14, 38
  Ödeme, 12–13, 52, 53
  Weitere Indikationen, 14–15
 Klassen
  Carboanhydrase-Hemmstoffe, 9–10
  Kaliumsparende Diuretika, 8–9
  Osmotische Diuretika, 10–11
  Thiazid-Diuretika, 7–8
  Schleifen-Diuretika, 6–7
 Kontraindikationen, 22
 Neuentwicklungen, 11–12
 Risikosituationen, 22–23
 Schwangerschaft und, 23
 Sekretion, Tubuläre, 3–4, 4T, 5
 bei therapieresistenten Ödemen, 15–16
 Unerwünschte Wirkungen, 16–21
Dopamin
 Aldosteronfreisetzung, Hemmung der, 35
 Kationensystem, Sekretion über, 4T
 Na$^+$-Resorption, Hemmung der, 5T
 Vasopressinsekretion durch, 45
Dorzolamid, 10, 29T
Dualhemmstoffe, 42
Durstgefühl, 14, 67
 Herzinsuffizienz, Erhöht bei, 13, 48, 52
DYNACIL (Fosinopril), 43T
DYNORM (Cilazapril), 43T
DYRENIUM (Triamteren), 29T

E

EDECRIN (Etacrynsäure), 29T
Efferente Arteriole, *siehe* Glomerulus
EKG-Veränderungen bei
 Hypercalcämie, 68
 Hyperkalämie, 61B
 Hypocalcämie, 69
 Hypokalämie, 64B
Ektope Erregungen bei Hypokalämie, 18, 64
Elektrolyte, 59–71
 Siehe auch individuelle Störungen
 Unerwünschte Wirkungen durch
  ACE-Hemmer, 41
  Aldosteron-Antagonisten, 37
  Diuretika, 17–20, 22
Elektrolytkonzentrate, 51
ELKAPIN (Etozolin), 29T
Emphysem, Acidose bei, 55
Enalapril, 38, 43T
Endolymphe, Effekt von Schleifen-Diuretika auf, 21
Endopeptidase, neutrale, 42
Endothelin, 25
Enuresis nocturna, Therapie mit V$_2$-Agonisten, 48
Enzephalitis, Alkalose bei, 57
 SIADH, 12, 48, 52
Epilepsie, Therapie mit Carboanhydrase-Hemmstoffen, 15
Eprosartan, 43T
Erbrechen, 21, 53, 57, 58
Erhaltungsbedarf, Infusionstherapie, 51
Erythropoietin, 5T
Erythrozyten, Pufferung von H$^+$-Ionen, 54
ESIDREX (Hydrochlorothiazid), 29T
Etacrynsäure, 6, 29T
Etidronat, 68
Etozolin, 6, 29T
Exantheme, 37, 40
Extrasystolen durch Herzglykoside, 19
Extrazellularraum
 Volumenänderungen, 51–53
 siehe auch De(Hyper)hydratation

F

FEMPRESS (Moexipril), 43T
Fenoterol, 18
Fetopathien, 37, 41, 42
 Siehe auch Schwangerschaft
Fibrosierung durch
 Angiotensin II im Myokard, 34, 38
 Cyclosporin A in der Niere, 25
Fieber, Alkalose bei, 57
FLUDEX (Indapamid), 29T
Fludrocortison, 36
Fluorid-Vergiftung, Hypocalcämie bei, 69
Folsäuremangel, 21
Fosinopril, 38, 43T
FOSITEN (Fosinopril), 43T
Fructoseintoleranz, Sorbit und, 11
Furosemid, 6, 29T, 73T

G

G-Protein(e), 33, 45, 46
Gastritis, erosiv blutende
 V$_1$-Agonisten, Therapie mit, 48
Gastrointestinale Störungen, 21, 37, 57
 Siehe auch Diarrhoe; Obstipation
 Therapieresistente Ödeme bei, 15
Gegenstrommechanismus, 3B
Geschmacksstörungen, 40
Gewebshypoxie bei Alkalose, 58
Gichtanfall bei Diuretika-Therapie, 21, 22
GLAUCOL (Diclofenamid), 29T
Glaukom, Therapie mit Carboanhydrase-Hemmstoffen, 10, 15
Glaukomanfall, Therapie mit Mannit, 11, 12
Glomerulus, Übersicht, 1
 Arteriole, 4B
  Afferente, 11, 31, 32
  Efferente, 39, 40
 Filtrationsrate, 1
  Angiotensin II, Aufrechterhaltung bei Blutdruckabfall durch, 17, 39
  Cyclosporin A, Abnahme durch, 25
  Schleifen-Diuretika und, 6, 13
  Thiazid-Diuretika und, 8
  Tubuloglomerulärer Feedback, 4B, 6, 10, 11, 23, 25, 26
  Quecksilber, Schäden durch, 27
 Sklerose, 24
  durch Cyclosporin A, 25
  bei Diabetes mellitus, 39
Glucocorticoide, 18, 32
 Hypercalcämie, Therapie, 68, 73T
 Nephrotisches Ödem, Therapie, 13
 Substitutionstherapie, 36
Gluconeogenese, 20
Glucose, 1T, 2T, 51, 53, 62, 72T
 Diuretika, Plasmaanstieg durch, 20
 Nierenschwelle, 11, 53
Glucosurie, 27, 28
Glutamat, 3
Glutamin, NH$_4^+$-Bildung aus, 3, 65
Glutaminase, 3
GLYCYLPRESSIN (Terlipressin), 49T
GLYPRESSIN (Terlipressin), 49T
GOPTEN (Trandolapril), 43T
Gradient
 Siehe auch individuelle Ionen
 Kalium, 60, 63
 Natrium, 2B, 3, 4, 8
 Protonen, 4, 31
 Osmotischer, 3, 6, 13, 46
Gynäkomastie durch Aldosteron-Antagonisten, 37

H

H (H$^+$)-, *siehe auch* Protonen
H-ATPase, 8B, 18B, 31B, 35B, 55
Hämaturie, 27
Hämodialyse, 63, 70
Hämoglobin, 54
 Alkalose, O$_2$-Dissoziation bei, 58
Hämolyse, Hyperkalämie bei, 60
Hämophilie A, Therapie mit V$_2$-Agonisten, 47
Hämostase mit V$_1$-Agonisten, 48
Halothan, ACE-Hemmer und, 40
Harnbildung, *siehe* Niere
Harnsäure, Resorption, 1T

Anionensystem, Sekretion über, 4T, 20
Urat,OH-Antiport, 21
Harnstoff, 1T, 3B, 46
Hauptzellen, distaler Tubulus, 8B
　Wirkungen von
　　Aldosteron, 35B
　　Diuretika, 8, 18B, 20
HCO_3^-, siehe Bicarbonat
HCT-ISIS (Hydrochlorothiazid), 29T
Henle'sche Schleife, 1, 10
　Gegenstromsystem, 3B
　Hypercalcämie, NaCl-Resorption bei, 67
　Schleifen-Diuretika, Wirkung von, 6, 19
Herzglykoside, erhöhte Toxizität bei
　Hypercalcämie, 68
　Hypokaliämie, 19, 64
　Hypomagnesämie, 71
Herzinsuffizienz, 56
　ACE-Hemmer, Therapie mit, 38, 39
　Aldosteron-Antagonisten bei, 12, 37
　Alkalose und, 57, 58
　Diuretika bei, 12–13, 15, 19
　Hyponaträmie und, 13, 19, 52
Herzrhythmusstörungen bei
　Acidose, 55
　Hypercalcämie, 68
　Hyperkaliämie, 19, 60–62
　Hypermagnesämie, 70
　Hypocalcämie, 69
　Hypokaliämie, 18, 19, 58, 63–64
　Hypomagnesämie, 20, 71
Hirndrucksymptomatik, 19, 52
Hirnödem, Therapie mit Mannit, 11, 12
Hirsutismus, 37
Hitzeschock-Proteine, 24
Höhenkrankheit, Therapie mit Carboanhydrase-Hemmstoffen, 15
Hormone, renale Wirkungen, 5
Siehe auch individuelle Hormone
Hydratationsstörungen
　　Dehydratation, 11, 52, 53
　　Hyperhydratation, 12, 48, 51, 52–53
Hydrochlorothiazid, 7, 29T
Hydrocortison, 73T
HYDROCORTONE (Hydrocortison), 73T
HYDROMEDIN (Etacrynsäure), 29T
Hydroxylapatit im Skelett, 65
Hydroxylionen (OH^-), 9, 21, 55
HYGROTON (Chlorthalidon), 29T
Hyperaldosteronismus, 36–37
　Alkalose bei, 57
　Hypokaliämie bei, 63
　Mg^{2+}-Verluste bei, 20, 71
Hypercalcämie, 67–69
　durch Thiazid-Diuretika, 8, 19, 23, 67
　Hypovolämie bei, 67
　Symptome, 67–68
　Therapie, 68–69, 73T
　Ursachen, 67
Hypercalcämische Krise, 67
Hypercalciurie, Thiazid-Diuretika als Prophylaxe, 14
Hyperglykämie, 53
　Hypokaliämie, Begleitstörung bei, 65

Hyperhydratation, siehe Hydratationsstörungen,
Hyperkaliämie, 60–63
　durch ACE-Hemmer, 40, 41
　bei Acidose, 56
　Aldosteron, Freisetzung von, 34
　durch Aldosteron-Antagonisten, 37
　durch Angiotensin-Rezeptor-Antagonisten, 42
　durch Kaliumsparende Diuretika, 19, 22
　Symptome, 60–62
　Herzrhythmusstörungen, 19, 60–62
　Therapie, 62–63, 72T
　Ursachen, 57, 58, 60
Hyperlipidämie, Diuretika und, 22
Hypermagnesämie, 69, 70
　Hyperkaliämie als Begleitstörung, 62, 70
　Symptome, 70
　Therapie, 70, 73T
　Ursachen, 70
Hypernaträmie, 11
　Hypertone Hydratationsstörung, 52, 53
Hyperosmolares Koma, siehe Diabetes mellitus
Hyperparathyreoidismus, 67, 69
Hyperphosphatämie, 69
Hypertonie, 56
　Therapie, siehe Antihypertensiva
Hypertrophie durch Angiotensin II, 34, 38
Hyperurikämie durch Diuretika, 20–21
Hyperventilation, Alkalose bei, 54, 57
Hypervolämie
　Atriale Natriuretische Peptide, Freisetzung von, 5, 42
　durch osmotische Diuretika, 17
Hypoaldosteronismus, 60
Hypocalcämie, 69–70, 71
　Alkalose, Erhöhtes Risiko bei, 69
　durch Schleifen-Diuretika, 7, 19, 69
　Symptome, 69–70
　Therapie, 70, 73T
　Ursachen, 69
Hypochlorämie
　Alkalose, Persistieren von, 58
Hypoglykämie durch Trometamol, 57
Hypokaliämie, 63–65
　Alkalose als Begleitstörung, 17, 58, 64
　durch Diuretika, 17–19, 20, 22
　Hypomagnesämie als Begleitstörung, 20, 63, 64, 71
　Symptome, 63–65
　Herzrhythmusstörungen, 18, 58, 63–64
　Therapie, 65, 72T
　Ursachen, 17–18, 25, 63
Hypomagnesämie, 71
　Aldosteron, Mg^{2+}-Verluste durch, 20, 71
　durch Diuretika, 7, 20, 71
　Hypokaliämie als Begleitstörung, 20, 63, 64, 71
　Parathormonresistenz mit Neigung zu Hypocalcämie, 69, 71
　Symptome, 71
　Therapie, 71, 74T
　Ursachen, 71

Hyponaträmie, 13, 19, 22, 37
　Hypotone Hydratationsstörung, 48, 52, 53
Hypoparathyreoidismus, 19, 69, 70
Hypophosphatämie, 67
Hypophysenhinterlappen, 5, 45
Hypothalamus, 45
Hypotonie, siehe Blutdruckabfall
Hypoventilation, Acidose bei, 54, 55
Hypovolämie, 16, 17, 22
　Alkalose, Persistieren von 57, 58
　bei Hypercalcämie, 67
Hypoxie, Alkalose bei, 57, 58
HYPREN (Ramipril), 43T

I

Ibuprofen, 26
Immunsupressiva, ACE-Hemmer und, 41
Impotenz, 21, 37
Indapamid, 7, 29T
Indometacin, 26
Infusionstherapie, 51
　bei Dehydratation, 53
　bei Hypercalcämie, 68
　Infusionslösungen, 51T
INHIBACE (Cilazapril), 43T
Inositol-1,4,5-triphosphat (IP_3), 33, 45
Insulin, 56
　ACE-Hemmer und, 39
　Diuretika, Abschwächung durch, 20, 22
　Hyperkaliämie, Therapie, 62, 72T
　Hypokaliämie durch, 63
　Na,K-ATPase, Stimulierung der, 18, 59
　Na^+-Resorption, Förderung der, 5T
Iodamid, 27
Iopamidol, 27
Irbesartan, 43T
Ischämie, medulläre, 26
Siehe auch Myokardischämie

J

JATROPUR (Triamteren), 29T
Juxtaglomeruläre Zellen, 4, 16, 31, 32

K

K (K^+)-, siehe auch Kalium
K-Kanal
　Juxtaglomeruläre Zellen, 31
　Skelettmuskel, 60
　Tubuluszellen, 2B
　　Hauptzellen, 8B, 18B, 35B
　　Henle'sche Schleife, 6B
　Mg^{2+}-Mangel, Stimulierung bei, 71
K-Kanal-Öffner, Thiazid-Diuretika als, 8
Kalium, 59–65
Siehe auch Hyper(Hypo)kaliämie
　Gleichgewicht, Regulation, 59B
　K^+-Abfall im Plasma durch
　　(Nor)Adrenalin, 18, 59, 63
　　Aldosteron, 5T, 35, 60
　　Alkalose, 59, 63
　　Insulin, 59, 63
　K^+-Anstieg im Plasma bei
　　Acidose, 56, 60
　　Muskeltätigkeit, 60

Kanal, *siehe* K-Kanal
Konzentration
　Gradient, 60, 63
　Intrazellulär, 2B
　Plasma, Normwerte, 59
　Resorption, renale, 1T
　Sekretion, renale, 1T, 8B
　　Aldosteron, Steigerung durch, 5T, **35B**
　　Diuretika, Förderung durch, 8B, 18B
　Substitution, 65, 72T
　　Siehe auch individuelle Salze
　Tagesbedarf, 51
Kaliumbicarbonat, 65, 72T
Kaliumcanrenoat, 36, 43T
Kaliumchlorid, 31, 51, 58, 65, 72T
Kaliumcitrat, 72T
Kaliumlactat, 72T
Kalium-l-malat, 72T
Kaliumphosphat, 69, 72T, 73T
Kaliumsparende Diuretika, 8–9
　Siehe auch individuelle Substanzen
　Handelspräparate, 29T
　Hauptwirkort, 8
　Hyperkalämie durch, 19, 22, 37, 40, 60
　Indikationen
　　Cystische Fibrose, 15
　　Lithium-bedingte Polyurie, 14
　　K^+-Verluste, Vermeidung von, 14
　Kationensystem, Sekretion über, 4T
　Kontraindikationen, 22
　Mechanismus, 8
　Unerwünschte Wirkungen, **19**, 21
　Wirkstoffe, **9**, 29T
　Wirkungen, 9
Kallidin, 32, 38
Kardioplege Lösungen, 62
Katecholamine, 20, 26, 55
　Siehe auch (Nor)Adrenalin; Sympathikus
　Mg^{2+}-Freisetzung, Herzmuskel, 20, 71
Kationen, organische, 1T, 4T
　Siehe auch Kationensystem
Kationenaustauscher, 62, 72T
Kationensystem, **4B**
　Substrate, 4T
Ketoacidose, *siehe* Diabetes mellitus
(-Ketoglutarat ((KG), 3
Ketosäuren, 4T
Kininase II, 32
Kinine, 32, 38
　Siehe auch Bradykinin; Kallidin
Knochengewebe
　Demineralisierung bei Acidose, 56
　Pufferung von H^+-Ionen, 54
Kochsalz, *siehe* Natriumchlorid
Kohlendioxid (CO_2)
　Acidose, pCO_2 bei, 55
　Alkalose, pCO_2 bei, 57
　Bicarbonatsystem, 54
　Konzentration (pCO_2) im Plasma, 54
Kohlensäure (H_2CO_3), 10, 54, 56
Kohlenwasserstoffe, halogenierte
　Nierenschädigung durch, 27
Kontraktionsalkalose, 17, 57
Kollagenkrankheiten
　ACE-Hemmer, Risiko von, 41
Koronarinsuffizienz

ACE-Hemmer, Risiko von, 41
Korrekturbedarf, Infusionstherapie, 51
Kreatinin,
　Kationensystem, Sekretion über, 4T

L

Lactat, 4T
Lactatacidose, 55, 56
　Sorbit und, 11
Lähmungen bei Hypermagnesämie, 70
Laryngospasmus bei Hypocalcämie, 69
LASIX (Furosemid), 29T
Laxantien, Hypokalämie durch, 18, 63
Leberzirrhose, 48, 52, 57, 58
　Aldosteron-Antagonisten bei, **13**, 15, 37
　Diuretika bei, **13**, 19, 21
Lethargie bei
　Hyponaträmie, 19, 52
　Hypercalcämie, 67
　Hypermagnesämie, 70
Leukopenie durch ACE-Hemmer, 40, 41
Leukotriene, 46
Lisinopril, 38, 43T
Lithium
　Diuretika, Erhöhte Toxizität durch, 22
　Polyurie, 14, 26
Lokalanästhetika, V_1-Agonisten als vasokonstriktorischer Zusatz, 48
LOPIRIN (Captopril), 43T
LORZAAR (Losartan), 43T
Losartan, 42, 43T
Lungenerkrankungen, obstruktive
　ACE-Hemmer, Risiko von, 41
Lungenödem, 17, 55
　Schleifen-Diuretika, Therapie mit, 12
Lypressin, 47, 49T
Lysin.HCl, 51, 58, 72T

M

Macula densa, 1B, 4B, 10, 11, 25, 26
　Siehe auch Tubuloglomerulärer Feedback
　Renin-Freisetzung und, 16, **32**, 58
　Schleifen-Diuretika, Hemmung der Na^+-Resorption durch, 6, 16
Magnesium, **66**
　Siehe auch Hyper(Hypo)magnesämie
　Gleichgewicht, Störungen, **70–71**
　Herzmuskelzellen, Freisetzung durch Katecholamine, 20, 71
　Konzentration
　　Intrazellulär, 66
　　Plasma, 67
　Resorption, renale, 1T, 6B, 20
　Substitution, 71, 74T
　　Siehe auch individuelle Salze
　Tagesbedarf, 66
Magnesiumadipat, 74T
Magnesiumaspartat, 74T
Magnesiumcarbonat, 74T

Magnesiumchlorid, 51, 74T
Magnesiumcitrat, 71, 74T
Magnesiumgluconat, 74T
Magnesium-DL-hydrogenaspartat, 74T
Magnesiumlaevulinat, 74T
Magnesiumoxid, 74T
Magnesiumsulfat, 71, 74T
Maligne Erkrankungen
　Siehe auch Neoplasmen
　Hypercalcämie bei, 67
Manie, Lithium-Therapie, 14, 26
Mannit, 11, 12, 15, 26, 30T
MAP-Kinase, 33
Mefrusid, 29T
Megaloblastenanämie durch Triamteren, 21
Meningitis, SIADH bei, 48, 52
Metabolische Acidose, *siehe* Acidose
Metabolische Alkalose, *siehe* Alkalose
Methanolvergiftung, Acidose bei, 55
Methylxanthine, 11
Metolazon, 29T
Mg^{2+}-, *siehe auch* Magnesium
MIDAMOR (Amilorid), 29T
Miktionsstörungen, Diuretika bei, 23
Mineralocorticoide, 35, 36
　Siehe auch Aldosteron
　Indikationen
　　Adrenogenitales Syndrom, 36
　　Nebennierenrindeninsuffizienz, 36
　　Orthostase, 36
　　Synthetische, 36
MINIRIN (Desmopressin), 49T
Moexipril, 43T
Morbus Addison, Therapie mit Mineralocorticoiden, 36
Morbus Ménière, Therapie mit Carboanhydrase-Hemmstoffen, 15
Morbus Paget, Therapie mit Bisphosphonate, 68
Morphin, 4T
Muskelkrämpfe bei
　Alkalose, 58
　Hypocalcämie, 69
　Hypokalämie, 64
　Hypomagnesämie, 71
　Hyponaträmie, 19, 52
Muskelschwäche bei
　Hypercalcämie, 67
　Hyperkalämie, 19, 62
　Hypermagnesämie, 70
　Hypokalämie, 18, 64
Muskeltätigkeit, K^+-Anstieg im Plasma, 60
Myeloidkörper, Aminoglykoside und, 24
Myokardinfarkt, ACE-Hemmer und, 39, 41
Myokardischämie, 64, 68
　Siehe auch Angina pectoris
　durch V_1-Agonisten, 48

N

Na (Na^+)-, *siehe auch* Natrium
Na-Kanal
　Herzmuskel, 61
　Lungenepithel, 15
　Skelettmuskel, 62, 64, 67, 69

Tubuluszellen, 2B
    Hauptzellen, **8B**, **18B**, **35B**
    Diuretika, Hemmung durch, 8–9
Na,Cl-Symport, frühdistaler Tubulus, **7B**
    Diuretika, Hemmung durch, 7–8
$NaHCO_3$, *siehe* Natriumbicarbonat
Na,K-ATPase, **2B**
    (Nor)Adrenalin, Stimulierung über, 18, **59**, 60,
    Aldosteron, Neubildung durch, 35
    Hypokalämie und, 19, **64**
    Insulin, Stimulierung über, 18, **59**, 62
Na,K,2Cl-Symport
    Macula densa, 6, **16**, **32**, 58
    Henle'sche Schleife, **6B**
    Diuretika, Hemmung durch, 6, 16,32
Nachpotentiale bei
    Hypercalcämie, 68
    Hypokalämie, 18, 64
Narkotika, ACE-Hemmer und, 40
Natrium
    Siehe auch Hyper(Hypo)naträmie
    Belastung, 15, 56
    Bilanz, Störungen, **51–53**
    Kanal, *siehe* Na-Kanal
    Konzentration
        Gradient, **2B**, 3, 4, 8
        Intrazellulär, **2B**
        Plasma, Normwerte, 52
    Resorption, renale, **2B**
        Hormonwirkungen, **5T**
    Tagesbedarf, 51
    Transport, Übersicht, **2B**
    Siehe auch Antiport; Na-Kanal; Na,K-ATPase; Symport
NATRILIX (Indapamid), **29T**
Natriumbicarbonat ($NaHCO_3$), 51, 54, 57
    Siehe auch Bicarbonat
    Acidose, Therapie, 56, **72T**
    Unerwünschte Wirkungen, 56
Natriumchlorid, **1T**, **12–15**, 19
    Infusionslösungen, **51T**, 53
    Kochsalzvergiftung, 53
Natriumcitrat, 56, **72T**
Natriumpolystyren-Sulfonat, **72T**
Nebenschilddrüse, 5, 66, 67
Nebenniere, 31
    Adrenalinfreisetzung, 34
    Aldosteronfreisetzung, 34–35
    Insuffizienz, 36
Nekrosen, tubulär, 15
    Toxisch, 23–27
Neoplasmen
    Nebennierenrinde (Conn-Syndrom), 36
    ZNS, SIADH bei, 48, 52
Nephritis, interstitielle, 24
    Toxische, 26–28
Nephron, **1B**, **1T**
Nephropathie
    durch Analgetika, 26
    bei Hypokalämie, 18, **65**
Niere, Harnbildung, **1–5**
    Durchblutung
        Diuretika, Förderung durch, 7, 11
        Vasokonstriktion, Nierenversagen durch, 23, 25–27
    Funktionsstörungen, 17, 41
    Siehe auch Nephropathie; Niereninsuffizienz; Nierenversagen
    bei Hypokalämie, 18, **65**
    Hormonwirkungen, Übersicht, **5T**
    Markinterstitium, osmotischer Gradient, **3B**, 6, 13, 46
Nierenarterienstenose, ACE-Hemmer kontraindiziert 39, 41
Niereninsuffizienz
    Siehe auch Nierenversagen
    durch ACE-Hemmer, 39–40
    Acidose bei, 55
    Aldosteron-Antagonisten und, 37
    Chronische, Therapie mit Diuretika, 13
    Hyperkalämie bei, 40, 60, 62
    Hypermagnesämie bei, 70
    Vitamin D-Stoffwechselstörung bei, 69
Nierenversagen, **23–28**
    Postischämisches, Therapie mit Mannit, 15
    Regeneration nach Toxinwirkung, 24
    Toxisches, 23–24
        Analgetika, 26
        Aminoglykoside, 24
        Amphotericin B, 25
        Blei, 27
        Cadmium, 28
        Cisplatin, 25
        Cyclosporin A, 25
        Kohlenwasserstoffe, 27
        Lithiumsalze, 26
        Quecksilber, 27
        Röntgen-Kontrastmittel, 27
NO (Stickstoffmonoxid), 38, 47
Noradrenalin, **5T**, 22, 34, 59, 60
    Siehe auch Adrenalin; Katecholamine

O

Obstipation bei
    Hypercalcämie, 67
    Hypokalämie, 64
Ödeme
    Siehe auch Hyperhydratation
    Angioneurotisches Ödem, 40
    Diuretika, Therapie mit, **12–13**, 15
    Therapieresistente, 15–16
Ösophagusvarizenblutung, Therapie mit V_1-Agonisten, 47
Östrogene, Angiotensinogen und, 32
OH^-, *siehe* Hydroxylionen
ORATROL (Diclofenamid), **29T**
OSMOFUNDIN (Mannit), **30T**
Ornipressin, 47, **49T**
Osmolalität im Plasma
    Hyperton, 52, 53
        Neurologische Störungen, 52
    Hypoton, 19, 52, 53
        Hirndrucksymptomatik, 52
    Normwerte, 52
    Vasopressinsekretion bei Anstieg, 5, 45
Osmotische Diuretika, **10–11**
    Siehe auch individuelle Substanzen
    Handelspräparate, **30T**
    Hauptwirkort, 10
    Indikationen
        Glaukomanfall, 12
        Hirnödem, 12
        Nierenversagen, 15
    Kontraindikationen, 17, 22
    Mechanismus, 10–11
    Unerwünschte Wirkungen, 17
    Wirkstoffe, 11, **30T**
    Wirkungen, 11
Osteoblasten,
    Parathormon, Hemmung durch, 66
Osteoklasten
    Acidose, Aktivierung bei, 54, 56
    Bisphosphonate, Hemmung durch, 68
    Calcitonin, Hemmung durch, 66, 68
    Maligne Erkrankungen, Aktivierung, 67
Osteomalazie bei
    Acidose, 56
    Hypocalcämie, 70
Osteoporose,
    Bisphosphonate, Therapie mit, 68
    Thiazid-Diuretika, Therapie mit, 14
Ozolinon, 6

P

Pankreatitis, Therapie mit Carboanhydrase-Hemmstoffen, 15
Papillennekrose, 24
    bei Analgetika-Langzeittherapie, 26
Paracetamol, Nierenschädigung durch, 26
Parathormon, **5T**, **66**,
    Siehe auch Hyper(Hypo)parathyreoidismus
    Resistenz bei
        Hypomagnesämie, 69, 71
        Urämie, 69
pCO_2 (Partialdruck), *siehe* Kohlendioxid
Penicilline, **4T**
Peptische Ulcera, Aldosteron-Antagonisten kontraindiziert, 37
Perindopril, **43T**
pH, *siehe* Protonen
Phosgen, 27
Phosphat
    Siehe auch Hyper(Hypo)phosphatämie
    Puffersubstanz, 54
    Resorption, **1T**, **2T**
        Förderung durch
            Calcitriol, 66
        Hemmung durch
            Calcitonin, 66
            Parathormon, 66
Phospholipase A_2, 46
Phospholipase C-ß, 33, 45
Photosensibilisierung, 40
Piretanid, 6, **29T**
PITRESSIN (Argipressin), **49T**
Plasma
    Normwerte, *siehe* individuelle Ionen und Parameter
    Volumenabfall
        Siehe auch Hypovolämie
        Reninfreisetzung bei, 32
        Vasopressinsekretion bei, 45
    Volumenanstieg
        Siehe auch Hypervolämie

Atriale Natriuretische Peptide, Freisetzung von, 5
Polystyrol-Sulfonate, 62
Polyurie, 27
 bei Hypercalcämie, 67
 bei Hypokalämie, 18, 65
 durch Lithiumsalze, 14, 26
POR 8 (Ornipressin), 49T
Prednisolon, 73T
Pregnenolon, 34
PRINIL (Lisinopril), 43T
Prostacyclin (PGI$_2$), 16, 32, 38, 58
Prostaglandine, 46
 Siehe auch individuelle Prostaglandine
 ACE-Hemmer und, 38, 39
 Analgetika, Synthesehemmung durch 21, 26, 32, 40
 Macula densa, Freisetzung, 16, 32, 58
 Schleifen-Diuretika, Konzentrationsanstieg unter, 7, 13
Prostaglandin E$_2$ (PGE$_2$), 7, 13, 16, 32, 58
Prostatahyperplasie, 23
Protein-Tyrosin-Phosphatasen, 33
Proteinkinase A, 33, 46
Proteinkinase C, 33, 45
Proteinurie, 27, 28, 40
Proto-Onkogene, 33, 46
Protonen, 31B
 Siehe auch Acidose; Alkalose
 pH, Plasma
  Normwerte, 54
  Regulation, 54–55
 Sekretion, renale, 1T, 2T, 4B
  Aldosteron und, 5, 17, 35, 58
  Angiotensin II und, 21, 33B
  Diuretika und, 8B, 9B, 10, 17, 18B
 Verschiebung, zellulär
  Hyperkalämie und, 56, 60
  Hypokalämie und, 57, 58, 59, 64, 65
Proximaler Tubulus, 11, 12
 Siehe auch Anionen(Kationen)-system
 Funktionen, Übersicht, 1T
  Ammoniumbildung, 3B, 18, 22, 65
  H$^+$-Sekretion, 4B, 9B, 55, 64
  HCO$_3^-$-Resorption, 9B, 64
 Nekrosen, 23, 25–27
 Wirkungen von
  Angiotensin II, 5, 33B
  Carboanhydrase-Hemmstoffen, 9–10
  Parathormon, 66
Puffersysteme, Plasma-pH und, 54
 Tris-Puffer (Trometamol), 57

Q

QUADROPRIL (Spirapril), 43T
Quecksilber, Nierenschädigung durch, 27
Quinapril, 43T

R

Rachitis, 70
Ramipril, 43T
Rehydratation, perorale, 53
Reizhusten, ACE-Hemmer und, 39
Renin-Angiotensin-Aldosteron,
 Siehe auch Aldosteron; Angiotensin
 Aktivierung, 14, 16, 17, **31–32**
 Endokrines System, 31
 Hormonwirkung, Übersicht, 5T
 Lokale Systeme, 31, 34, 35, 38
 Renin
  Freisetzung, 4B, 16, **31B**, 32, 57, 58
  Wirkung, 32
Renin-Inhibitoren, 42
RENITEC (Enalapril), 43T
RENITEN (Enalapril), 43T
Respiratorische Acidose, *siehe* Acidose
Respiratorische Alkalose, *siehe* Alkalose
Rezeptor-Guanylylzyklase, 5
Rhabdomyolyse bei K$^+$-Mangel, 64
Ringer-Lösung, 51T
Röntgen-Kontrastmittel, Nierenschädigung durch, 27

S

Säure-Basengleichgewicht, **54–55**
 Siehe auch Acidose; Alkalose
Salbutamol, 62, 72T
Salicylate, 4T
SALTUCIN (Butizid), 29T
Salzsäure, Therapie der Alkalose, 58
Sammelrohr, 1T, 3B, 12, 8–9
 Aquaporine, 5, 12, 46
 Wirkung von
  Atriale Natriuretische Peptide, 5, 42
  Vasopressin, 5, **46B**
SANDOPRIL (Spirapril), 43T
Schleifen-Diuretika, **6–7**
 Siehe auch individuelle Substanzen
 Anionensystem, Sekretion über, 4T
 Glomeruläre Filtrationsrate und, 6
 Handelspräparate, 29T
 Harnkonzentrierung und, 6
 Hauptwirkort, 6
 Indikationen
  Forcierte Diurese, 14
  Hypercalcämie, 14, 68, 73T
  Ödeme, **12–13**, 52, 53
 Kontraindikationen, 22
 Mechanismus, 6
 Nierendurchblutung und, 7
 Prostaglandine, Anstieg von, 7, 13
 Reninfreisetzung, Steigerung der, 16, 32
 Risikosituationen, 22–23
 Unerwünschte Wirkungen, 16–22
 Vasopressin und, 7, **13**, 52
 Wirkstoffe, 6, 29T
 Wirkungen, 6–7
Schrumpfniere bei Bleivergiftung, 27
Schwangerschaft
 Siehe auch Fetopathien
 ACE-Hemmer und, 41
 Aldosteron-Antagonisten und, 37
 Angiotensin-Rezeptor-Antagonisten und, 42
 Ca^{2+}-Bedarf, 65
 Vasopressinsekretion, Stimulierung, 45
Schwellenpotential bei
 Hypercalcämie, **67**, 68
 Hypocalcämie, 69

SIADH, *siehe* Sydrom der inadäquaten Vasopressin-Ausschüttung
SINESALIN (Bendroflumethiazid), 29T
Skelettmuskel
 Hyperkalämie und, 19, 60, **62**
 Hypokalämie und, 18, 59, **64**
Sorbit, 11, 30T
Spirapril, 38, 43T
SPIROCTAN (Kaliumcanrenoat), 43T
Spironolacton, 36, 43T
Stillperiode, Diuretika in der, 23
Stimmveränderungen, 37
Substanz P, 32, 38, 39
Sulfonamid-Derivate
 Allergie durch, 21, 22
 Diuretika, 6, 7, 10, 21, 22
Sulfonylharnstoff-Derivate, 6, 22
SULTANOL (Salbutamol), 72T
Sympathikus, 20, 47
 Siehe auch (Nor)Adrenalin; Adrenozeptoren; Katecholamine
 Angiotensin II, Stimulierung über, 34
 Diuretika, Gegenregulatorische Tonussteigerung durch, 16, 17, 20
Symport, Übersicht, 2T, 2B
 Siehe auch individuelle Transporter
 Anionensystem und, 3B
 KCl-Symport, 6B
 Na-Symport
  Na,αKG-Symport, 3B
  Na,Cl-Symport, 7B
  Na,HCO$_3$-Symport, 9B
  Na,K,2Cl-Symport, 6B
Syndrom der inadäquaten Vasopressin-Ausschüttung (SIADH)
 Hyperhydratation, 48, 52
 V$_2$-Antagonisten, Therapie mit, 12, **48**

T

Terlipressin, 47, 48, 49T
Tetanische Krämpfe, 69
TEVETEN (Eprosartan), 43T
Theobromin, 11
Theophyllin, 11
Therapieresistente Ödeme, 15–16
Thiazid-Diuretika, **7–8**
 Siehe auch individuelle Substanzen
 Anionensystem, Sekretion über, 4T
 Glomeruläre Filtrationsrate und, 8
 Handelspräparate, 29T
 Hauptwirkort, 7
 Indikationen
  Diabetes insipidus, 14
  Hypercalciurie, 14
  Hypertonie, 14
  Ödeme, 12, 52
  Osteoporose, 14
 Kontraindikationen, 22
 Mechanismus, 7
 Risikosituationen, 22–23
 Unerwünschte Wirkungen, 17–22, 67
 Wirkstoffe, 7, 29T
 Wirkungen, 8
Thromboseneigung bei Diuretika, 17
Thromboxan, 25

Toleranz bei Diuretika, 16
Torasemid, 6, 29T
TOREM (Torasemid), 29T
Torsades de pointes-Arrhythmien, 19, 64
Trandolapril, 43T
Triamteren, 9, 21, 29T
    Kationensystem, Sekretion über, 4T
TRIATEC (Ramipril), 43T
Trichlorethylen
    Nierenschädigung durch, 27
Tris-Puffer, *siehe* Trometamol
Trometamol (Tris-Puffer), 57, 72T
TRUSOPT (Dorzolamid), 29T
Tubuloglomerulärer Feedback
    Aktivierung, 10, 23, 25–26
    Mechanismus, 4B, 32
    Unterbrechung, 6, 11
Tubulus, Abschnitte, 1T, 1B
    Siehe auch Distaler Tubulus; Henle'sche Schleife; Proximaler Tubulus
    Atrophie, 24, 25
    Funktionen, Übersicht, 1–3
    Nekrosen, 15, 23–27
    Obstruktion, 23, 27
TUTOFUSIN (Sorbit), 30T
Tyrosin-Kinase, 33

U

Ultrafiltration im Glomerulus, 1
UNAT (Torasemid), 29T
Urämie, 23, 24, 27
    Parathormonresistenz bei, 69
Urat, *siehe* Harnsäure
Urikosurika, Diuretika und, 16, 21

V

Valsartan, 43T
Vasa recta, 3B
Vasodilatation bei
    ACE-Hemmer, 17, 38
    NO (Stickstoffmonoxid), 38, 47
    Schleifen-Diuretika, 7, 12, 13
    Thiazid-Diuretika, 8
Vasokonstriktion
    durch Angiotensin II, 17, **34**, 39
    Renale Gefäße, 4, 11, 17, 39
        Nierenversagen und, 17, 23, 25–27
    durch Vasopressin, 47, 48
Vasopressin (Antidiuretisches Hormon),
    Siehe auch Diabetes insipidus
    Aquaporine und, 5, **46B**
    V_1-Rezeptor, **45–46**, 47, 48
    V_2-Rezeptor, 5, 14, 26, **46**, 47
    Sekretion, 5, 13, 16, 45
    SIADH und, 12, 48, 52
    Wirkungen, 5, **46B**, 47
VASOPRESSIN-Sandoz (Lypressin), 49T
Vasopressin-Rezeptor-Agonisten
    Siehe auch individuelle Substanzen
    Handelspräparate, 49T
    Indikationen
        Blutgerinnungsstörungen, 47
        Diabetes insipidus, zentraler, 47
        Enuresis nocturna, 48
        Vasokonstriktion, 48
    Unerwünschte Wirkungen, 47, 48
    Wirkstoffe, 47, 49T
    Wirkungen, 47–48
Vasopressin-Rezeptor-Antagonisten, 12
    Hyperhydratation, Therapie, 48
VENTOLIN (Salbutamol), 72T
VI-DE3 (Colecalciferol), 73T
VIGANTOL (Colecalciferol), 73T
Vitamin D_3, *siehe* Colecalciferol
Volumenersatz, 53, 56, 58, 68
    Siehe auch Infusionstherapie
von Willebrand'sche Krankheit,
    Therapie mit V_2-Agonisten, 47

W

Wasserdiurese, 5
    Aquaretika, 12
Wasserresorption, renale, 2B
    Vasopressin, Förderung durch, 46B

X

XANEF (Enalapril), 43T
Xipamid, 29T

Z

ZAROXOLYN (Metolazon), 29T
Zellproliferation, Stimulierung durch
    Angiotensin II, **33**, 34
    Vasopressin, 46
Zentralnervensystem (ZNS), 21, 31, 37
    Hypernaträmie, Zellschwellung bei, 52
    Hyponaträmie, Wasserentzug bei, 52
Zerebralsklerose
    ACE-Hemmer, Risiko von, 41
Zona glomerulosa, 34
Zwischenzellen, distaler Tubulus, 8B, 55
    Wirkungen von
        Aldosteron, 35B
        Diuretika, 9, 18
Zytostatika, ACE-Hemmer und, 40, 41

SpringerPharmazie

Herbert Bartsch

Die systematische Nomenklatur organischer Arzneistoffe

1998. IX, 112 Seiten.
Broschiert DM 42,–, öS 295,–
ISBN 3-211-83122-3

Das Anliegen des Autors ist es, dem Leser die systematische Nomenklatur organischer Arzneistoffe auf Basis der von der IUPAC (International Union of Pure and Applied Chemistry) erstellten Regeln näherzubringen. Dies geschieht nicht durch taxative Auflistung, sondern durch kompakte Darstellung der wichtigsten Regeln im Zusammenwirken mit vielen exemplarischen Beispielen. Es werden alle wesentlichen Grundkörper und Nomenklatursysteme diskutiert, die zur systematischen Bezeichnung von Arzneistoffen benötigt werden. Auch den bedeutenden Wirkstoffgruppen der Steroide und Prostaglandine sind eigene Kapitel gewidmet. Ein Anhang mit Übungsbeispielen ermöglicht eine Überprüfung und Vertiefung des erworbenen Wissens.

„... kompakte Darstellung der wichtigsten Regeln im Zusammenwirken mit vielen typischen Beispielen ... gehört in die Handbibliothek jedes auf dem Arzneimittelsektor tätigen Chemikers."

Arzneim.-Forsch./Drug Res.

Inhalt
• Einleitung
• Acyclische Kohlenwasserstoffe
• Monocyclische Kohlenwasserstoffe
• Nomenklatur substituierter Verbindungen
• Anellierte (kondensierte) Kohlenwasserstoffe
• Heterocyclen
• Ringsequenzen
• Brückenverbindungen
• Spiroverbindungen
• Stereochemische Nomenklatur
• Steroide
• Prostaglandine

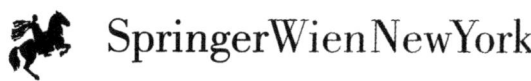

SpringerWienNewYork

Sachsenplatz 4–6, P.O.Box 89, A-1201 Wien, Fax +43-1-330 24 26, e-mail: books@springer.at, **Internet: http://www.springer.at**
New York, NY 10010, 175 Fifth Avenue • D-14197 Berlin, Heidelberger Platz 3 • Tokyo 113, 3–13, Hongo 3-chome, Bunkyo-ku

SpringerMedizin

Adolf Friedrich Fercher

Medizinische Physik

Physik für Mediziner, Pharmazeuten und Biologen

Zweite, korrigierte Auflage
1999. XXVI, 919 Seiten. 676 Abbildungen.
Broschiert DM 106,–, öS 745,–
ISBN 3-211-83252-1

Dieses anerkannte Lehrbuch – jetzt in der zweiten, korrigierten Auflage – bietet eine systematische Einführung in die medizinische Physik. Eingeleitet wird jedes der sechs Kapitel mit einem knappen Abriß der historischen Entwicklung und einer Darstellung der medizinischen Anwendung. Daran schließt sich die wissenschaftlich systematische Stoffpräsentation. Als Hilfe beim Lernen, zur Rekapitulation und als schneller Zugriff beim Gebrauch des Buches folgen kapitelweise Zusammenfassungen. 367 Beispiele illustrieren die Anwendungen der Physik in der Medizin. Als Prüfstein beim Lernen dienen 169 im Anhang gelöste Aufgaben.

Die Physik der Körperfunktionen, die Wechselwirkungen physikalischer Größen (mechanische Kräfte, elektromagnetische Strahlung etc.) mit dem Körper bzw. dem biologischen Gewebe sowie die verschiedenen Schutzmaßnahmen (Strahlenschutz, Unfallverhütung) werden ausführlich diskutiert. Die neuesten physikalischen Verfahren der Medizin sind übersichtlich und verständlich dargestellt, z.B. die Grundlagen der MR-Tomographie, der Lasereinsatz in der Medizin, die Physik der bildgebenden Verfahren und die Grundlagen der digitalen Bildverarbeitung.

Inhalt
Mechanik: Kinematik und etwas Mathematik • Statik • Dynamik • Schwingungen und Wellen • Fluidmechanik
Wärmelehre: Kinetische Wärmetheorie • Wärme und Energie • Zustände und Zustandsänderungen • 2. Hauptsatz der Wärmelehre • Thermodynamische Potentiale
Elektrizitätslehre: Elektrostatik • Elektrodynamik • Magnetismus • Wechselstrom und elektromagnetische Wellen
Atom- und Molekülphysik: Atome • Photonen und Teilchen • Bohrsches und quantenmechanisches Atommodell • Moleküle
Kern- und Strahlenphysik: Radioaktivität • Atomkerne • Strahlenphysik • Wechselwirkung ionisierender Strahlung mit Gewebe
Optik: Abbildung • Bilder • Physikalische Optik • Laser • Wechselwirkung von Licht mit Materie und Gewebe • Steuerung und Regelung

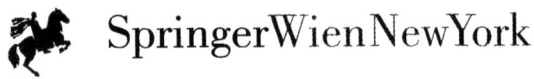

If you have any concerns about our products,
you can contact us on
ProductSafety@springernature.com

In case Publisher is established outside the EU,
the EU authorized representative is:
Springer Nature Customer Service Center GmbH
Europaplatz 3, 69115 Heidelberg, Germany

Printed by Libri Plureos GmbH
in Hamburg, Germany